医学院校"十四五"规划教材

————临床医学系列————

王健全◎主审

简明骨科运动医学

程千 王蕾◎主编

U0295165

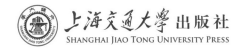
上海交通大学出版社
SHANGHAI JIAO TONG UNIVERSITY PRESS

内容提要

本教材参照医学本科教学大纲,结合骨关节疾病的发病率,在体系、结构等方面,更具有创新性,安排更合理。全书按照先总论再各论,从上到下,先肩关节、肘关节、腕关节,再髋关节、膝关节,最后踝关节,阐述了各类关节的运动损伤与常见疾病的微创诊疗。本教材所涉及疾病具有代表性,均有对应影像学资料,图文并茂,生动、具体、真实、直观易懂,易于掌握。本教材为骨科运动医学疾病诊疗的临床专科教材,可作为医学本科生教材,也可供对相关内容感兴趣的人员参考阅读。

图书在版编目(CIP)数据

简明骨科运动医学/程千,王蕾主编.—上海:
上海交通大学出版社,2024.7
ISBN 978-7-313-30752-1

Ⅰ.①简… Ⅱ.①程…②王… Ⅲ.①骨科学-运动
医学-高等学校-教材 Ⅳ.①R68

中国国家版本馆 CIP 数据核字(2024)第 099537 号

简明骨科运动医学

JIANMING GUKE YUNDONG YIXUE

主　　编:程　千　王　蕾
出版发行:上海交通大学出版社　　　　　　地　　址:上海市番禺路 951 号
邮政编码:200030　　　　　　　　　　　　电　　话:021-64071208
印　　制:上海锦佳印刷有限公司　　　　　经　　销:全国新华书店
开　　本:787mm×1092mm　1/16　　　　　印　　张:9.75
字　　数:198 千字
版　　次:2024 年 7 月第 1 版　　　　　　　印　　次:2024 年 7 月第 1 次印刷
书　　号:ISBN 978-7-313-30752-1
定　　价:68.00 元

编委会名单

● 主　审

      王健全　北京大学第三医院

● 主　编

      程　千　上海交通大学医学院附属同仁医院

      王　蕾　上海交通大学医学院附属瑞金医院

● 副主编

      庄澄宇　上海交通大学医学院附属瑞金医院

      赵立连　广州中医药大学附属佛山市中医院

● 编委会名单

      张国宁　上海交通大学医学院附属同仁医院

      鲁怡然　上海交通大学医学院附属同仁医院

      张阳洋　上海交通大学医学院附属同仁医院

      柴　斌　上海交通大学医学院附属同仁医院

      张弓皓　上海交通大学医学院附属同仁医院

叶庭均　上海交通大学医学院附属瑞金医院

吴　鹏　同济大学附属上海市第十人民医院

俞银贤　上海交通大学医学院附属第一人民医院

杨建军　同济大学附属上海市第十人民医院

郝彦明　昆山市第一人民医院

高　放　上海交通大学医学院附属同仁医院

肖正光　上海交通大学医学院附属同仁医院

刘珊珊　上海交通大学医学院附属同仁医院

杨　杨　上海交通大学医学院附属同仁医院

刘现伟　上海交通大学医学院附属同仁医院

方　丹　上海交通大学医学院附属同仁医院

汤加柱　江苏大学附属医院

高晓明　昆山市第一人民医院

林　超　江南大学

前　言

　　国际运动医学的飞速发展,彻底结束了人们对"运动医学"是否有必要存在的争议,改变了运动医学仅仅是为年轻人和运动员提供服务的观点。运动医学的发展不仅为体育运动的健康发展提供了有力保障,同时更多地为社会大众的运动系统创伤和疾病提供了新的治疗方法和观点,也提供了更积极的健康生活理念和知识。

　　本教材以临床常见的骨科运动系统疾病为主体,言简意赅,深入浅出,从多角度、多维度阐述疾病,着重展现疾病的微创治疗,部分章节提出术后康复意见,融入思政内容,润物无声地给学生传递爱国情怀,着力培养具备爱国情怀的实用型医学人才。

　　本教材为"上海交通大学医学院建设教材丛书"之一,是骨科运动医学疾病诊疗的临床专科教材,面向临床医学本科生和研究生,弥补了国内骨科运动医学教材的空白。

　　在关节镜技术飞速发展的今天,对于临床医学专业的学生而言,一本专门的运动医学教材,可以让其初步了解运动医学的理论,为即将踏入临床、从事骨科运动医学工作提供帮助。

主编

2024 年 4 月于上海

目　录

第一章　总论 ……………………………………………………………………001

　　第一节　运动医学和关节镜的发展　/ 001
　　第二节　关节镜的基础知识　/ 004
　　第三节　关节镜的临床应用　/ 006
　　第四节　常见关节镜下术式　/ 007

第二章　肩关节 ……………………………………………………………………009

　　第一节　肩关节镜及其应用概述　/ 009
　　第二节　肩袖损伤　/ 016
　　第三节　肩周炎　/ 026
　　第四节　肱二头肌长头肌腱炎和损伤　/ 029
　　第五节　肩峰下撞击综合征　/ 034
　　第六节　肩关节钙化性肌腱炎　/ 035

第三章　肘关节 ……………………………………………………………………038

　　第一节　肘关节镜及其应用概述　/ 038
　　第二节　肱骨外上髁炎　/ 040
　　第三节　肘管综合征　/ 044

第四章　腕关节 048

第一节　腕关节镜及其应用概述　/ 048
第二节　腕管综合征　/ 051
第三节　三角纤维软骨复合体损伤　/ 053

第五章　髋关节 057

第一节　髋关节镜及其应用概述　/ 057
第二节　髋关节撞击综合征　/ 062
第三节　髋关节盂唇损伤　/ 065
第四节　臀肌挛缩　/ 068

第六章　膝关节 071

第一节　膝关节镜及其应用概述　/ 071
第二节　膝关节韧带损伤　/ 072
第三节　半月板损伤　/ 085
第四节　膝关节滑膜炎　/ 098
第五节　膝关节游离体　/ 103
第六节　腘窝囊肿　/ 105

第七章　踝关节 111

第一节　踝关节镜及其应用概述　/ 111
第二节　踝关节撞击综合征　/ 117
第三节　踝关节韧带损伤　/ 121
第四节　距骨骨软骨损伤　/ 132
第五节　踝关节游离体　/ 135
第六节　跟痛症　/ 138

主要参考文献 141

中英文对照索引 145

第一章 总 论

第一节 运动医学和关节镜的发展

运动医学(sports medicine)最初专注于研究人体运动系统的结构、生理、生化、生物力学、心理、营养、康复等相关内容,旨在提高人体的运动能力。随着现代医学理论和方法的发展,运动医学的范畴不断扩展,不仅涉及运动引起的损伤和疾病的治疗,还关注于疾病的预防问题,以保障人类健康,提高生活质量。

近些年,国际上运动医学飞速发展,已经彻底消除了关于其存在必要性的争议。同时也改变了国内医疗界认为运动医学仅为年轻人和运动员服务的传统观念。从当今的观点来看,运动医学的发展不仅为我国体育运动的健康发展提供了强有力的保障(运动创伤的微创治疗、早期康复和快速重返运动场),还为体育医务监督、运动营养以及药物滥用的监测与控制等方面提供了理论体系和实践科学的指导。

同时,随着运动医学的发展,也为人民群众的运动创伤和疾患提供了新的观点和治疗方法。它对疾病的防范作用也体现在积极推广健康的生活理念和知识,帮助人们更好地了解和关注自己的身体健康。

值得一提的是,运动医学的发展与医学的整体进步是密不可分的。例如,过去需要传统切开手术来治疗的关节韧带损伤、半月板损伤、关节软骨损伤等,现在可以通过关节镜微创治疗来解决。这不仅提高了治疗效果,还极大地提升了患者的体验度和满意度。

虽然近代的运动医学概念来源于西方,但是早在公元前一千年左右,祖国医学已经采用按摩、导引来防治疾病。从现在的观点来看,大家熟知的"五禽戏"就是最早的运动医学。而到公元前 150 年左右,古罗马才有为角斗士治伤的体育医生。

运动医学是医学和体育科学相结合的学科,这样的结合促成了 1912 年在德国成立了世界上第一个运动医学学会。其后,各国也相继成立了运动医学背景的组织和机构。1928 年在苏联成立了国际运动医学联合会;1932 年莫斯科体育学院设立了科学研究部,后来发展为体育科学研究所;日本在 1942 年成立了专门研究体育科学的国立体育研究所。中国于 1954 年在北京体育学院设立了研究部,培养研究生并开展体育科学研究工作;1958 年国家体委体育科学研究所在北京成立。随后,上海、黑龙江等地相继建立了体育科学研究所。成都体育学院设有体育史研究室、研究治疗运动创伤的运动医学研究室和附属的体育医院。至 1979 年底,我国共有 17 个体育科学研究所。目前,我国已经建立了有体系的运动医学学科,在中华医学会下辖也有专门的运动医疗分会,全国有不少

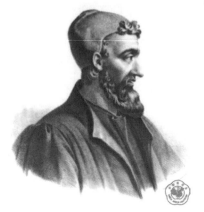

图 1-1　古希腊医师 Aelius Galenus
（公元前 129—216）

医院也设立了运动医学科室。此外,运动医学人才的培养已经逐步进入大专院校,梯队化、体制化的培养体系成为未来的发展趋势。

　　运动医学最早为医师和大众所熟悉要归功于关节镜技术。关节镜(arthroscopy)一词来源于希腊,由关节(arthro)和观察(scope)两个词组成。关节镜的产生来源于内镜技术。早在古罗马时代,希腊医师Galenus(图 1-1)就已对阴道窥器进行了描述。然而,考古发现揭示出了人类探索体腔内部最早的证据,是出土于庞贝古城遗址的直肠镜(1818 年)(图 1-2)和铜质阴道镜(1993 年)(图 1-3)。

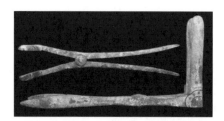

图 1-2　庞贝古城遗址出土的直肠镜

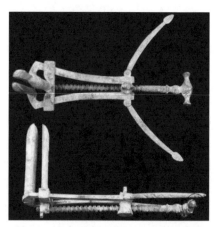

图 1-3　庞贝古城遗址出土的阴道镜

　　现代医学中的关节镜最早来自膀胱镜。1806 年,德国医学博士菲利普·博齐尼(Philipp Bozzini,1773—1809)设计出了最早的膀胱镜(图 1-4),其结构非常简单,由 2个管道和蜡烛组成。1880 年,爱迪生(Edison)发明了白炽灯,解决了内镜的照明问题,为内镜科学的发展奠定了坚实基础。1886 年,马克西米利安·尼采(MaximilianNitze)和约瑟夫·莱特(Josef Leiter)(后来组建了 Wolf 公司)设计出第一个集成照明系统的膀胱镜(图 1-5)。1918 年,日本东京大学高木宪次(Kenji Takagi)教授(图 1-6)用膀胱镜为一位膝关节结核患者进行检查。在这次检查中,他清晰地观察到关节的内部结构。1920年,高木教授研制出了第一台关节镜,其后还进行了多次改进;1931 年高木教授发明了高

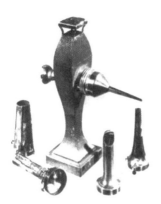

图 1-4 菲利普·博齐尼(Philip Bozzini)
发明的世界首架膀胱镜

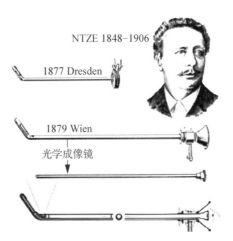

图 1-5 Nitze 设计了第一个集成照明的
膀胱镜

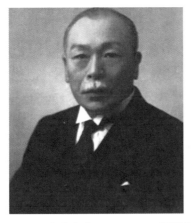

图 1-6 高木宪次(Kenji Takagi)教授,
被誉为"关节镜之父"

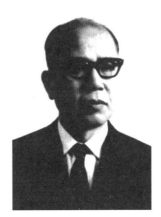

图 1-7 渡边正义(Masaki Watanabe,
1911—1994)

木 1 号关节镜,该设备直径为 3.5 mm,与当今的关
节镜非常接近。高木教授还发明了关节镜专用活
检钳和烧灼器,并且主张采用生理盐水作为灌注液
体对膝关节腔进行充盈。在其之后,另一位日本学
者 渡 边 正 义(Masaki Watanabe,1911—1994)
(图 1-7)也在近代关节镜发展史中拥有非常重要
的地位。其主要的贡献是发明了多个关节镜的镜
头。渡边正义设计的 14 号镜头中附加了单独的光
源通道,使其首次获得了膝关节内部的彩色影像。

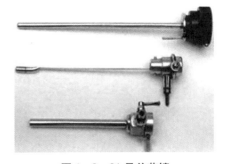

图 1-8 21 号关节镜

1958 年,渡边又发明了 21 号具有里程碑式意义的关节镜镜头(图 1-8),其采用纯手工研

磨,视野为101°(接近人眼的视野),成为世界上首个被商业应用的关节镜。

关节镜早期仅仅被用于疾病的诊断。1912年4月,在德国柏林第41届外科医师学会会议上,丹麦奥尔胡斯外科医师发表了第一篇关于用内镜观察膝关节的论文。1921—1922年,Eugen Bircher教授发表了关节镜诊断创伤性关节炎和急性半月板损伤的论文。随着关节镜技术的发展,其应用范围也逐渐扩大。1955年,日本学者渡边正义教授在关节镜下实施滑膜黄色巨细胞瘤切除术。1962年,渡边正义与同事完成了首例关节镜下膝关节半月板切除术。1965年,Andren等发表了第一篇关节镜诊断冻结肩的文献。随着时间的推移,关节镜技术也逐步被应用于肘关节、髋关节等其他关节的诊断和治疗中。

第二节　关节镜的基础知识

一、关节镜分类

关节镜分为硬体关节镜和光学纤维关节镜。硬体关节镜包括传统的薄透镜系统、Hopkins杆形透镜系统和分度指数GRIN透镜系统。Watanabe的24号属于分度指数透镜系统。目前临床上使用的关节镜属于光学纤维关节镜。

二、关节镜特征

关节镜的特征包括直径、倾斜度和视野。一般的关节镜直径为4.0mm,小关节的关节镜直径为1.9mm和2.7mm。关节镜的镜面有一定的倾斜度,这样可以扩大视野,便于观察不同部位的病变。一般关节镜的倾斜角度在0°~120°之间,我们常用的是30°镜,也就是说此关节镜镜面的倾斜角度为30°。还有一些常用角度为70°和90°,一般也称为70°镜和90°镜。倾斜角度越大的关节镜,越适合观察周围景象,但其中心视野是盲区(视野是指人们通过镜下能看见的范围)。直径为1.9mm、2.7mm、4.0mm的关节镜视野分别是65°、90°、115°(图1-9)。

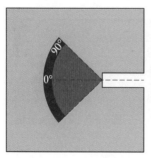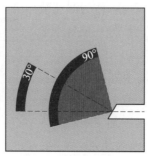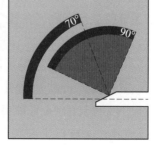

图1-9　关节镜的视野

三、关节镜设备

关节镜其实是一个整合系统的总称,包括光源系统、成像系统、动力系统等(图1-10)。目前,关节镜系统采用的光源称之为"冷光源",主要是采用300~350W的钨灯、氙气灯,并通过光导纤维进行传输。对于成像系统,专业的录像监视系统是必须的。医用摄像机的成像器技术经历了几个阶段。在1981年之前,医用摄像机的成像器主要是玻璃真空管;1982年,成像器从玻璃真空管转向了硅酸盐晶体;1985年,第一台电荷耦合器件(charge coupled device,CCD)摄像机诞生;1989年,推出了3台CCD摄像机。现在的医用摄像机主要使用数字化信号系统。

关节镜的动力系统主要是指刨削器,电动刨削器通过旋转动力线缆一端连接刨削手柄和吸引,另一端连接动力箱和踏脚开关。不同部位的关节镜还有一些其他特殊的配置设备,如灌注系统(图1-11)、射频消融等离子系统(图1-12)等。射频消融等离子系统的原理是通过特定频率的强射频磁场将电解液激发为低温等离子态,其中自由带电粒子获得足够的能量,能够打断分子键、分解组织(电切作用)。当射频所产生的能量低于产生等离子体的阈值时,组织产生热效应,有皱缩和止血的作用(电凝作用)。

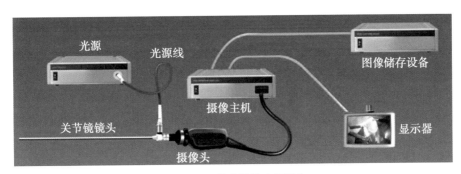

图1-10 关节镜的主要设备

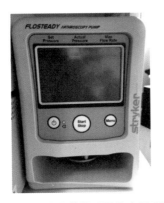

图1-11 肩关节镜采用的水泵系统

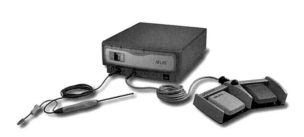

图1-12 关节镜射频消融系统

第三节 关节镜的临床应用

在我国,运动医学是一门新兴学科。其早期的发展是利用关节镜设备对人体各种骨关节疾病进行诊断和针对性的治疗。我国引进关节镜技术始于 20 世纪 70 年代,最初在北京、上海两地开展,随后在广州、沈阳等各地逐步推广。近十年来,关节镜技术在关节内疾病的诊断及治疗中产生了革命性的影响。

关节镜能全面清晰地观察关节内结构,比传统切开手术更加精准,并且还可以直接治疗关节内的病变。关节镜技术被誉为 20 世纪骨科领域的三大重要进展技术之一,与骨折内固定和人工关节置换技术相提并论。关节镜技术成为骨关节外科的重要组成部分,充分体现了外科微创化的发展趋势。随着医学知识的发展和进步,以及医疗器械的不断改进,关节镜手术以绝对的优势被广大医生及患者所接受。以下简要介绍目前临床应用较多的膝关节镜和肩关节镜。

一、膝关节镜外科

膝关节镜手术不仅能提高手术的安全性、显著减少创伤、缩短住院时间,而且最大限度地精准还原了患者的运动功能,治疗效果优于传统切开手术。膝关节半月板损伤是最常见的运动创伤,半月板的保留减缓了后期膝关节的退行性变,降低了骨性关节炎的发生率。半月板的血供特点使得其修复能力因不同区域而有所不同。其中半月板损伤靠近关节囊边缘的"红区",因血供良好可以在关节镜下进行缝合。不能修复的半月板损伤也可在关节镜下进行部分切除以保留稳定的部分,这样亦可以最大限度地延缓膝关节退行性变的发生。膝关节前交叉韧带损伤也是常见的膝部损伤,而合并后交叉韧带损伤以及单纯后交叉韧带损伤有日趋增多的趋势。关节镜下交叉韧带重建是当今关节镜外科的研究重点,主要侧重在重建材料和重建方法。早期以自体骨-髌腱-骨为修复材料,近年来更多采用自体肌腱重建交叉韧带。膝关节镜在半月板及韧带等系列损伤中的应用,不仅使膝关节疾病诊断的准确率得以提高,而且大大提高了治疗水平。

二、肩关节镜外科

肩关节镜技术在肩关节疾病中的应用是当前研究的热点。关节镜的应用不仅能大大提高肩关节疾病的诊断率还可以进行镜下治疗。由于肩关节的解剖位置比较特殊,不能上止血带,而且邻近有重要的血管及神经,因此其手术方法及原则异于膝关节镜。肩关节镜手术的优势是能保持肩关节原有的解剖生理结构,已成为肩关节疾病最佳的诊治方法。目前,大多数肩关节运动损伤均可在关节镜下治疗。在肩关节镜手术中,主要采用锚钉缝合技术进行固定修复,恢复快、效果好。

肩关节镜与常规手术相比,有下列优点:①切口小,皮肤瘢痕极小(图 1-13);②手术创伤小、不易感染、安全性高,可重复手术,不影响关节以后做其他手术;③可以明确诊断疾病,如术中可以发现关节内细小的疾病变化,在诊断同时可以直接进行关节内治疗;④适用于关节内各种病变,禁忌证少。

常见的肩关节镜手术可以治疗关节内的各种炎症,如滑膜炎、创伤性的关节炎、关节内的游离体、肩关节的骨质增生、关节软骨的损伤、肩关节盂唇损伤、关节粘连和关节活动受限,以及各种不明原因的关节

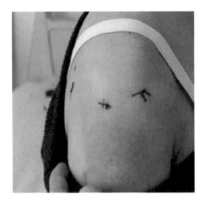

图 1-13　肩关节镜的切口

疼痛。越来越多的肩关节创伤也可以采用肩关节镜治疗,如肩关节骨折脱位、肱骨大结节骨折、肩胛骨骨折、肩锁关节脱位等。肩关节镜的手术禁忌证相对较少。例如:有出凝血障碍的患者(由于止血效果不佳会明显影响关节镜下的视野)在选择关节镜手术时要特别注意。

第四节　常见关节镜下术式

一、膝关节镜下清理术

膝关节镜下清理术的最佳适应证包括:膝关节痛、肿、积液、功能障碍,有绞锁或卡压感,经休息、物理治疗、药物治疗 3~6 个月效果欠佳者。

膝关节镜下清理术的相对适应证包括:症状多年、反复发病、拒绝施行其他外科方法治疗者,以及远期效果不确定、只能暂时减轻疼痛以改善部分关节功能者。

膝关节镜下清理术包括:刨削增生的滑膜绒毛,摘除剥离的关节软骨;磨削关节面,切除骨赘;摘除关节游离体及清除炎性介质,修切破损的半月板。滑膜切除能有效减少滑膜刺激症状,有消肿、止痛、改善关节功能的作用;清除病理性软骨能使软骨面再生修复;术中维持关节持续冲洗,既清除了坏死组织、炎症介质,又能通过大量地保持一定压力的灌注生理盐水以调整关节的渗透压、酸碱度和补充电解质,改善关节内在环境,使滑膜炎症迅速消退;对裸露的硬化骨钻孔,可诱导纤维软骨再生,通过钻孔来自骨髓腔的干细胞在转化生长因子(transforminggrowthfactor,TGF)的刺激下分化成纤维细胞和软骨细胞,形成一层纤维软骨样组织,修复原来的软骨缺损区。

二、关节镜治疗骨性膝关节炎

关节镜是治疗骨性关节炎的重要手段之一,是介于保守治疗和人工关节置换术之间

简明骨科运动医学

的治疗方法,目前应用非常普遍。骨性关节炎是临床上最常见的关节炎类型,在中老年人群中发病率高,可引起剧烈疼痛、功能障碍甚至行走困难,严重影响患者的生活质量。骨性关节炎的药物治疗通常仅限于控制症状,无法改变和控制骨性关节炎病程的发展。而当药物无法有效缓解和控制症状时,关节镜下冲洗和清理术成为一种常见的治疗选择。据统计,仅在美国每年就有超过65万例患者接受关节镜下冲洗和清理术治疗。从理论上说,关节镜下清理术具有物理作用和化学作用。通过清除骨软骨碎屑、游离体以及各种致炎因子,稀释关节内的软骨降解酶类,清除胶原抗体,减轻自身免疫反应,减少滑膜炎症,消除滑膜水肿,降低膝关节内压而发挥物理效应。通过冲洗液中的阳离子中和软骨表面的负电荷,补充钠(钾)离子,调节软骨和滑膜的细胞生理功能,碱化关节液而发挥化学作用。

三、关节镜下肩袖修复术

关节镜下肩袖修复手术的目标是促进肩袖的愈合、缓解疼痛和改善功能。肩袖修复技术包括:单排或双排修复、缝合锚钉或骨隧道技术。由于镜下单排修复后存在较高的再断裂率,近年来双排修复技术和缝合桥技术逐渐得到广泛应用。与单排修复比较,双排修复和缝合桥技术能提供更好的力学强度,显著增加重建后肩袖肌腱止点与大结节表面的接触面积,更加有利于肩袖组织的愈合。

目前,对于部分肩袖损伤,相关手术的适应证和修复技术仍缺少共识。经肌腱修复技术和转变为全层是两种常用的修复手段,但各有优缺点。在各种类型的肩袖损伤治疗中,由于术后的再撕裂率较高,巨大肩袖损伤的治疗相对复杂,具有挑战性。目前,针对巨大肩袖损伤的修补有许多技术方案:如关节镜下清创和二头肌腱切断或固定术、完全修补、部分修补、补片增强技术、上关节囊重建技术、肌腱转位技术和反肩置换术等。

四、展望

关节镜下完成关节病损组织工程学修复与替代,将是关节镜技术领域中的又一次革命。相关研究主要集中在种子细胞、生物支架和诱导因子。种子细胞主要有半月板纤维软骨细胞和间充质干细胞。前者可直接在关节镜下从自体损伤的半月板中获得,是目前应用广泛的细胞来源之一。近年来,支架材料研究的趋势是对人或动物来源材料的利用,这些材料经过去细胞、部分或完全去有机质或无机质、去抗原等处理后形成生物衍生材料,并且满足关节本身结构的高生物力学要求。许多细胞因子已被发现可用于诱导体外培养软骨细胞的增殖和分化。目前研究最多的是 TGF-β。TGF-β 是一类广泛存在的具有多种功能的多肽生长因子,对骨组织、结缔组织及免疫系统的细胞均有调节功能,相关研究表明其能诱导软骨形成。我国在关节镜技术领域有深厚的理论研究基础,能够为临床应用做好充分的准备。相信在不远的将来一定能够实现自体细胞重建软骨、半月板和肌腱韧带。

第二章 肩关节

第一节 肩关节镜及其应用概述

一、设备

(一) 主要设备

1. 关节镜　是一种光学仪器,内部包含 3 个基本光学系统,即标准薄片镜系统、杆形透镜系统和分度指数透镜系统。纤维光学技术、放大透镜和数字监视器的应用有效提升了关节镜的设计。新型关节镜通过小直径镜可扩大视野,采用改良的光学系统增加了视深,通过护套改善液体流通。在已确定的影响关节镜光学特性的因素中,最重要的是直径、倾斜角和视野。临床上常用的肩关节镜直径是 4 mm。倾斜角是指关节镜长轴与镜片表面垂线的夹角,其范围为 0°~120°,其中 25°和 30°关节镜在临床上最为常用。视野指的是镜片的视角,不同类型的关节镜视野各不相同。

2. 光导纤维光源　最初采用 150 W 的白炽灯泡作为光源。随着电视系统的广泛应用,对光强度的需求日益增大。为了满足这一需求,目前采用钨、卤素和氙作为光源,光强度可达到 300~350 W。

3. 电视摄像机　随着电视摄像机在关节镜系统中的应用,术者无须直接观察术野,操作位置更加舒适,从而降低了术野被污染的风险。同时,这种技术的应用也使得手术团队的其他成员可以更好地参与手术操作(图 2-1)。

(二) 辅助器械

1. 探针　如图 2-2 所示。探针是关节镜手术最常用和最重要的诊断器械之一,可触探关节内结构和设计手术入路,帮助镜下诊断和治疗关节疾病。

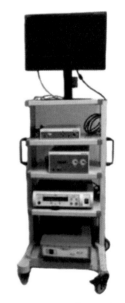

图 2-1　关节镜设备

2. 关节镜剪 如图 2 - 3 所示。目前常用的关节镜剪直径为 3 mm 和 4 mm；剪刀的齿板是直的或钩状的；有右弯剪、左弯剪及角剪，方便术中镜下操作。

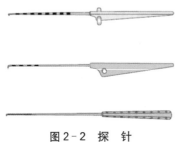

图 2 - 2 探 针

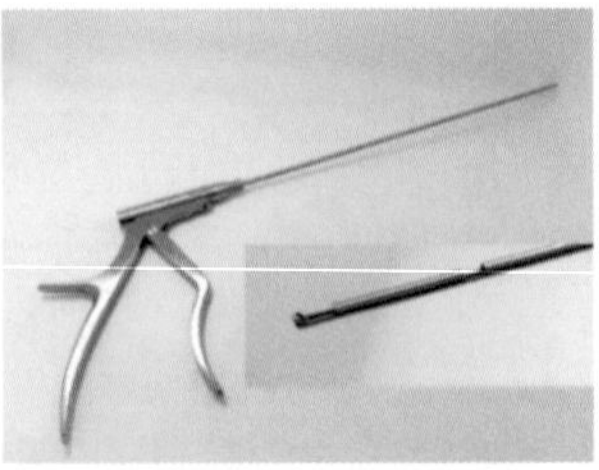

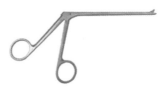

图 2 - 3 关节镜剪

3. 戳枪 如图 2 - 4 所示。肩关节镜戳枪是常用的关节镜手术器械之一，用于穿刺引线。

4. 抓取钳 如图 2 - 5 所示。抓取钳用于取出关节内物体，如游离体或滑膜；亦可拉紧抓线，辅助关节镜下操作。

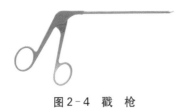

图 2 - 4 戳 枪

图 2 - 5 抓取钳

5. 电动刨削系统 如图 2 - 6 所示。电动刨削系统的设计大致相同，主要由外层中空套管和内层带有相应窗口的空毛、旋转套管组成。内鞘窗的功能在于利用外层中空管中的双刃负压刀片，通过负压将组织块吸入窗口，然后刀片旋转将组织块切碎，并吸出收集在吸引瓶中。刨削系统应通过套管插入关节内部，这样可减少对关节面的损伤和软组织的激惹。

6. 电刀 如图 2 - 7 所示。电刀又称射频刀头，可在生理盐水的液体环境中使用，功能包括组织切除、电凝和关节囊皱缩。它主要应用于滑膜切除术和肩峰下减压术后的止血。

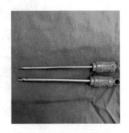

图 2 - 6 刨削系统

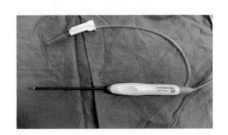

图 2 - 7 射频刀头

二、术中体位

在肩关节镜手术中,侧卧位和沙滩椅位是两种常用的体位,它们各有优势,选择哪种体位取决于术者的操作习惯和具体需求。沙滩椅位通常是在手术医生从开放手术转换为关节镜手术时采用的体位。目前,施行肩关节镜手术时患者主要采取侧卧位,这样能获得最佳的手术视野。在安置患者时,须特别注意:非手术侧的肩关节腋窝下应放置腋垫,双腿间放置软垫,手术床上铺放温毯,用真空垫固定患者躯干。手术侧上肢置于袖套平衡悬吊系统内,外展 20°～30°,前屈 20°,并使用 1～5 kg 重量进行平衡悬吊牵引,以牵开肩关节,便于关节腔内手术操作。

三、手术入路

肩关节镜的入路分为盂肱关节入路和肩峰下间隙入路。在这项手术中,入路的精确定位是至关重要的步骤,入路位置不当会使术者在整个手术操作过程中到处碰壁。在培训学员时,入路定位是允许学员亲自操作的最后一步。

(一)盂肱关节入路

盂肱关节入路如图 2-8 所示。常用方式包括后方、前方、5 点钟位、前上外侧、Wilmington 和后外侧入路。一旦后方入路建立,通常采用自外到内的技术建立其他所有入路。在皮肤切口前,先用腰椎穿刺针确定合适的进入角度,然后用交换棒在定位针旁向下"走行",并将交换棒套上鞘管,放入关节镜。

1. 后方入路　如图 2-9 所示。后方入路的皮肤切口既可以用于盂肱关节,也可用于肩峰下间隙的进入。患者取侧卧位进行肩关节镜手术时,盂肱关节大致与地面平行。为确保准确的入路定位,先触摸由内侧肩胛盂、外侧肱骨头和上方肩袖形成的肩后软档或三角区。皮肤切口距离肩峰后侧 4～5 cm,后方入路一般位于肩峰后外侧角内侧的 3～4 cm 处,但具体位置因人而异。随后,使用带钝性内芯的关节镜鞘管,指向喙突插入,在对上臂施加手法牵引的情况下穿入关节。后方入路的精确定位通过触压确定,通常位于肩胛盂中线的下方,盂肱关节的后下象限。

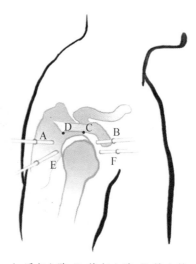

A:后方入路;B:前方入路;C:前上外侧入路;D:Wilmington 入路;E:后外侧入路;F:5 点钟位入路。

图 2-8　常用盂肱关节入路的相对位置

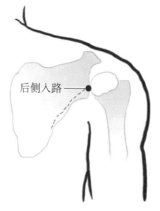

图 2-9　后方入路

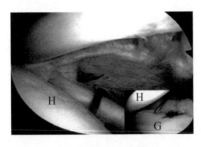

H：肱骨头；G：肩胛盂。

图 2 - 10　左肩经后方入路镜下观

注：前方入路的设置恰在肩胛下肌肌腱外侧半部分的上方，肱二头肌肌腱长头附着部的内侧。

2. 前方入路　如图 2 - 10 所示。前方入路是关节镜手术中继后方入路之后需要建立的第二个入路。从后方入路观察，由外向内使用腰椎穿刺针确定适当的进入角度。此入路恰好位于肩胛下肌外侧半部分的上方，肱二头肌肌腱长头附着部的内侧。该入路的设置有利于术者接近肩胛盂颈部的上方区域进行相应的手术治疗。

3. 5 点钟位入路　如图 2 - 11 所示。5 点钟位入路位于前方入路下方 1 cm 处，穿过肩胛下肌肌腱的最外侧部分。该入路的建立是为了便于在修复班卡特损伤（Bankart lesion）时，将锚钉放置在肩胛盂的 5 点钟位置。尽管并非每次手术都必须使用，但在大多数情况下会选择此入路，以避免在放置锚钉时可能引发的肩胛盂前下部分骨折。

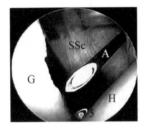

H：肱骨头；SSc：肩胛下肌肌腱；G：肩胛盂；A：前侧入路。

图 2 - 11　右肩经后方入路镜下观

注：显示 5 点钟位入路位于前侧入路下方约 1 cm 处，通过肩胛下肌肌腱的上部分。

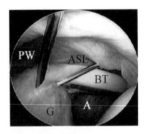

A：前方入路；ASL：前外侧入路；PW：Wilmington 入路；G：肩胛盂；BT：肱二头肌肌腱长头。

图 2 - 12　右肩经后方入路镜下观

4. Wilmington 入路　如图 2 - 12 所示。Wilmington 入路位于肩峰后外侧角的前方约 1 cm、外侧约 1 cm 的位置，其建立需在后方入路的监控下完成，允许以 45°角进入并到达肩胛盂的后上角。在修补带有较大后侧组分的肩关节上盂唇前后部（superior labrum anterior and posterior，SLAP）损伤时，此入路是置入锚钉的基本选择。

5. 前上外侧入路　该入路位于肩峰前外侧角的外侧 5～10 mm 处，紧邻冈上肌前方，经肩袖间隙进入盂肱关节内，位于肱二头肌腱的正上方。此入路的准确位置取决于肩关节的具体病变。当以 45°角指向肩胛盂上部时，可用于安放锚钉修复 SLAP 损伤；以 5°～10°角指向肱骨小结节时，则适用于修复肩胛下肌腱、喙突区域的操作，以及肱二头肌腱切断或固定手术。在处理前下和后下盂唇时，该入路是主要的观察入路。对于所有不稳定的病例，它是必不可少的观察入路。

6. 后外侧入路　该入路位于肩峰后外侧角的远端 4～5 cm 及外侧 4～6 cm 处。在处理后方不稳定病例的后下方盂唇时须建立此入路,并结合前上外侧入路进行观察。由于该处软组织较厚,通常需使用套管进行操作。

(二)肩峰下间隙入路

肩峰下间隙入路如图 2 - 13 所示。最常见方式包括后侧、外侧、前侧、改良 Neviaser 和锁骨下入路。

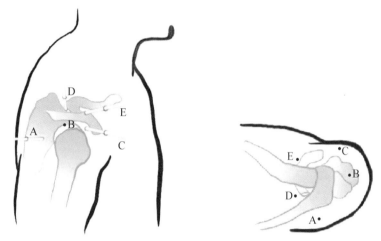

A:后侧入路;B:外侧入路;C:前侧入路;D:改良 Neviaser 入路;E:锁骨下入路。

图 2 - 13　常用肩峰下间隙入路的相对位置

1. 后侧入路　该入路与盂肱关节后侧入路有相同的皮肤切口。建立后侧入路时,关节镜鞘管和钝性内芯指向盂肱关节的上方,与肩峰底面平行,插向肩峰的前外侧角。

2. 外侧入路　从后侧入路观察,肩峰下间隙外侧入路位于锁骨后侧缘延伸线上、肩峰外侧约 4 cm 处,入路平行于肩峰的底面。

3. 前侧入路　该入路的皮肤切口与盂肱关节前侧入路一致。建立前侧入路时,通过后侧入路观察肩峰下滑囊,随后直接将交换棒向上推至肩峰前侧,建立肩峰下间隙前侧入路。

4. 改良 Neviaser 入路　该入路位于肩锁关节后内侧 2～3 cm 处,处于由锁骨后缘、肩峰内侧缘和肩胛冈形成的"软档"中。在关节镜下修补肩袖时,改良 Neviaser 入路是一个理想选择,因为它提供了良好的进入角度。

5. 锁骨下入路　该入路位于肩锁关节内侧下方 1～2 cm 处。这一入路在肩袖修补术中尤为重要,特别是在肩袖前侧部分穿线时。

四、打结

在关节镜手术中,打结环节占据着举足轻重的地位,其操作的好坏有时直接关系到手术的整体效果。尽管近年来免打结及缝线桥技术取得了显著进展,但通过关节镜打结依然是最常用的软组织固定方法。

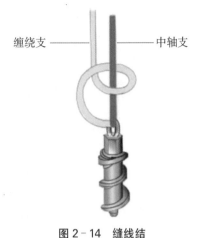

图 2-14 缝线结

缝线有 2 个支,即中轴支和缠绕支。中轴支作为缝线的主体部分,被拉直后承载着主要的牵拉力,是确保缝合牢固的关键所在;而缠绕支则围绕着中轴支进行缠绕,形成稳固的缝线结。关节镜打结通常是在关节外进行的,这时缝线已经穿过锚钉材料和需要修补的组织。在打结的过程中,结体会沿着拉直的中轴支进行滑动,而缠绕支则发挥着固定和加强结体的作用,共同构成了一个稳定而可靠的缝线结。

缝线结(图 2-14)通常分为非滑动结(静态结)和滑结。非滑动结通常由多个叠加的半分结组成,适用于缝线无法在组织和锚钉装置中滑动的情况。无论缝线能否滑动,非滑动结均可使用,可有效防止缝线、锚钉磨损或软组织损伤。

(一) 半分结

半分结(图 2-15)是所有结中最易操作的,通过将缠绕支在中轴支上绕穿一次即可完成。半分结有 2 种类型,分别是自上而下和自下而上打结,命名依据在于打结时手术医生所见的缠绕支与中轴支的相对位置。尽管基本形式仅有 2 种,但在连续打结时,可以演变出多种变化形式。

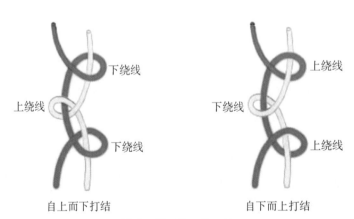

图 2-15 半 分 结

打连续的半分结,最简单的方法是沿同一中轴缝线支,以同方向进行穿线(图 2-16)。由于 2 个半分结方向一致,它们不会相互锁定,而是起到滑结的作用。为了增强结的稳固性,防止其轻易滑动,可改变半分结的方向,如从自上而下打结变为自下而上打结,或反之。这种反转操作能够增加结的内部阻滞力,确保稳定性和可靠性。此外,可在同方向做半分结穿线,但使用另一根缝线支作为中轴支(称为中轴交替或中轴转换);或者反转半分结,并作为下一次穿线的交换中轴支(图 2-17)。

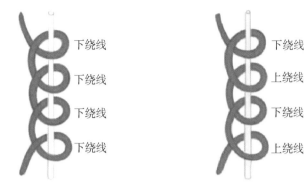

在同一根中轴线上以同一方向绕线　　　在同一根中轴线上以相反的方向绕线

图 2‑16　连续的半分结

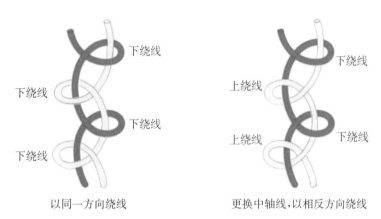

以同一方向绕线　　　　　更换中轴线,以相反方向绕线

图 2‑17　更 换 中 轴 线

（二）滑结

常用的滑结(图 2-18)有 Duncan 环、Nicky 结、Tennessee 滑结、Roeder 结、SMC(三星医疗中心,Samsung Medical Center)结和 Welton 结。这些结可以进一步分为非锁定滑结(Duncan 环)和锁定滑结(Nicky 结、Tennessee 滑结、Roeder 结、SMC 结和 Weston 结)。锁定结具备优势,因为它们可以翻转或锁定,从而防止结的滑脱。相比之下,非锁定结在有张力的修补中可能会滑脱。锁定是通过拉缠绕支实现的,缠绕支将中轴支扭缠,以防止线结回滑。根据在锁定时中轴支在编织缝线段内的扭缠位置,锁定结可以进一步分为近端、中部和远端锁定结。近端锁定结有 Nicky 结;中部锁定结(锁定在结近端和远端的中部出现)包括 Tennessee 滑结和 SMC 结;远端锁定结包括 Roeder 结和 Weston 结。非锁定结(Duncan 环)通过缠绕支紧紧抓持中轴支来防止滑脱(图 2-18)。

为了确保结的有效性,必须兼具环可靠性和结可靠性。由于每位医师的打结方式各异,并不存在一种适合所有关节镜医师的最佳关节镜结。因此,术者应根据自己的熟练程度,选择合适的关节镜结。

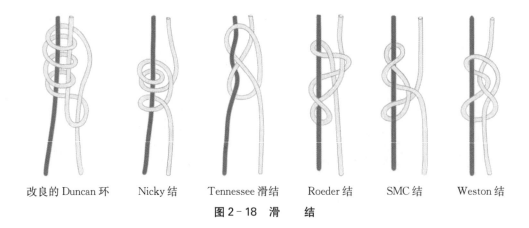

| 改良的 Duncan 环 | Nicky 结 | Tennessee 滑结 | Roeder 结 | SMC 结 | Weston 结 |

图 2-18 滑　结

第二节　肩袖损伤

肩袖损伤(rotator cuff injury)是指肌腱袖发生损伤,进而引发肩关节疼痛与功能障碍。

一、解剖特点

肩袖(rotator cuff)又称肌腱袖,是由冈上肌、冈下肌、肩胛下肌和小圆肌 4 块肌肉的肌腱包绕肱骨头而形成的袖套状结构。这些肌腱的纤维腱纤维与关节囊纤维层交织附着,共同止于肱骨肩袖足印区,确保了肱骨头与关节盂的紧密贴合(图 2-19)。肩关节是典型的球窝关节,其关节盂小而浅,边缘有盂唇附着;关节囊则薄而松弛。

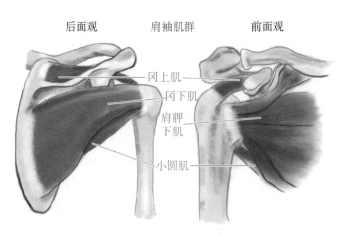

| 后面观 | 肩袖肌群 | 前面观 |

冈上肌
冈下肌
肩胛下肌
小圆肌

图 2-19 肩袖大体观

肩关节活动范围大,可进行屈、伸、内收、外展、旋转及环转等多种运动。肩袖的主要功能是在上臂外展过程中使肱骨头向关节盂方向拉近,维持肱骨头与关节盂的正常关系。肩袖在维持肩关节稳定和力学平衡方面发挥着至关重要的作用。

二、流行病学特征

随着社会的进步,人们寿命不断延长,人口老龄化问题日益突显。同时,生活水平的提高也促使更多人参与各类体育活动。因此,肩袖损伤的患者数量逐年上升,尤其在老年人群中更为显著。据统计,60 岁以上人群的肩袖损伤患病率超过 25%,而在 70 岁以上的人群中,这一比例高达 50%以上。研究还发现,交通警察、职业冲浪表演等特定职业人群肩袖损伤的发病率也相对较高。此外,运动员肩袖损伤的发生率始终较高,尤其是投掷、棒球、游泳、乒乓球等频繁使用肩关节的运动员。

三、病因

年轻患者肩袖损伤多与外伤有关,跌倒、坠落及车祸等高能量损伤常导致肩袖的损伤,并可能合并肩关节周围骨折,其中肱骨大结节撕脱骨折较为常见。

老年及非外伤患者的肩袖损伤,目前普遍认为其病因与退行性病变和撞击相关。研究发现,冈上肌止点约 1 cm 处存在一明显的乏血管区,被称为"危险区"。在冈上肌发生退变前,该区域有明显的缺血表现,这是导致肩袖退变和撕裂的内在因素。随着年龄的增长,冈上肌血管发生退变,常伴有肌肉及纤维组织的坏死断裂,即使受到轻微外伤也可能出现断裂,称之为"退变外伤学说"。研究发现,优势手一侧易发生肩袖撕裂,表明过度磨损是导致肩袖损伤的重要原因。同时,约 95%的肩袖撕裂源于肩峰下撞击。当肩关节前屈或外展时,肩峰前缘及喙肩韧带与肱骨大结节的撞击会引发肩峰下滑囊炎症,进而导致肩袖撕裂。相比于其他型肩峰,弧型和勾状型肩峰更容易发生肩峰下撞击,从而增加肩袖撕裂的风险。

四、临床表现及分型

肩关节疼痛是肩袖损伤的典型症状,也是疾病早期的主要表现。随着疾病的进展,患者可能出现肩关节功能障碍及肌肉萎缩等症状。

(一) 临床表现

1. 肩关节疼痛 是肩袖破裂的早期主要表现,在外伤或无明显原因下出现疼痛。疼痛初期呈间歇性,以夜间为甚,不能卧向患侧。疼痛分布在肩前方及三角肌区域。

2. 肩关节功能障碍 患肢不能上举或外展,上举无力,严重者有肩部不稳感。

3. 肌肉萎缩 发病时间长者可能出现冈上肌、冈下肌和三角肌萎缩。

(二) Neer 肩袖损伤病理分期

1. Ⅰ期 为肌腱炎,多发生于冈上肌肌腱,表现为肌腱水肿伴有出血。

2. Ⅱ期 为肌腱退变和纤维化,冈上肌肌腱发生明显的纤维化。

3. Ⅲ期 为肩袖完全撕裂,冈上肌肌腱严重甚至完全撕裂。

（三）分型

1. 根据撕裂形态分型 可分为 4 种类型（图 2 - 20），即新月形、U 形、L 形和巨大回缩不可移动性撕裂。新月形撕裂的损伤范围较小。

2. 根据损伤深度分型 可分为部分损伤和全层损伤。①部分损伤：可分为滑囊侧损伤、关节侧损伤以及肌腱内损伤。②全层损伤（全层肩袖撕裂）：可分为 4 种情况，撕裂缘在关节面软骨边缘的外侧为小撕裂（<1 cm），裂口缘已暴露肱骨头但尚未扩展到关节盂为中撕裂（1～3 cm），撕裂扩展到关节盂为大撕裂（3～5 cm），裂口回缩到关节盂内侧即为巨大撕裂（>5 cm）。

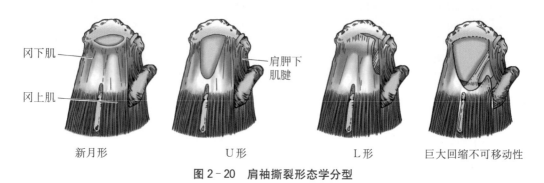

图 2 - 20　肩袖撕裂形态学分型

五、辅助检查

（一）X 线检查

X 线影像学表现为：肩峰下皮质硬化、肩峰外侧骨刺、肱骨大结节囊肿或肱骨头上移，这些特征对肩袖全层撕裂有较高的预测价值。

（二）超声检查

超声检查诊断肩袖损伤具有诸多优势，如价廉、分辨率高、可动态观察、可重复、无创、无辐射等，因此在肩袖撕裂的临床诊断中具有很高的实用性。

（三）磁共振成像检查

对于肩袖损伤的确诊及判断是否需要手术，磁共振成像（magnetic resonance imaging，MRI）是最有诊断价值的影像学检查方法（图 2 - 21 和图 2 - 22）。通过 MRI 检查，可以精确评估肩袖损伤撕裂的大小、厚度及是否涉及全层，还能了解肌腱组织的脂肪浸润程度及是否伴有二头肌腱长头损伤等信息，为后续手术治疗提供重要依据。

六、鉴别诊断

1. 颈椎病 患者常感到肩背部沉重，上肢无力，手指发麻，肢体皮肤感觉减退。颈椎 MRI 及 CT 等影像学检查可发现颈椎间盘突出等异常。

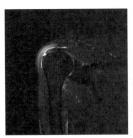 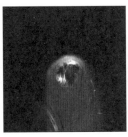 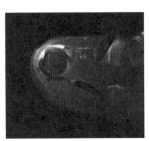

冈上肌滑囊侧损伤

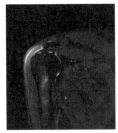 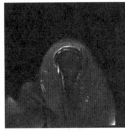 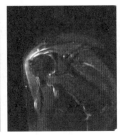 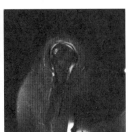

冈上肌关节侧损伤

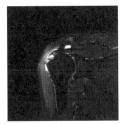 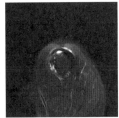 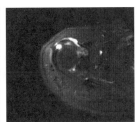 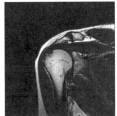

冈上肌肌腱内损伤

图 2-21　冈上肌部分损伤的 MRI 表现

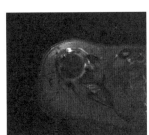 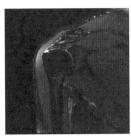 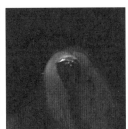

冈上肌小撕裂(裂口约 0.7 cm)

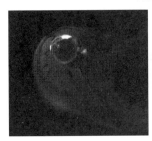 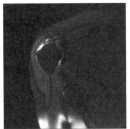 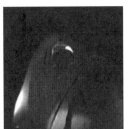

冈上肌中撕裂(裂口约 1.5 cm)

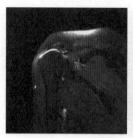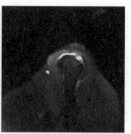

冈上肌大撕裂(裂口约 3.5 cm)

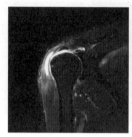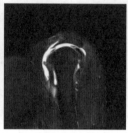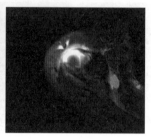

冈上肌巨大撕裂

图 2-22　冈上肌全层损伤的 MRI 表现

2. 肩关节周围骨折及关节脱位　患者通常有明显的外伤病史,表现为急性疼痛和活动受限。X 线检查可发现关节周围骨折及脱位改变。

3. 风湿及类风湿关节炎　患者多有全身多处关节疼痛。实验室检查显示风湿或类风湿免疫指标升高,有助于鉴别诊断。

七、治疗

(一) 保守治疗

保守治疗适用于非巨大肩袖撕裂、高龄或身体状况欠佳、对于肩关节活动要求不高的患者。常用的保守治疗包括口服非甾体消炎药(non-steroid antiinflammatory drug, NSAID)和肩峰下注射三联针(玻璃酸钠、利多卡因和糖皮质激素)。这些方法均能缓解患者的疼痛症状、改善生活质量。但口服药可能引发胃肠道不适,局部注射可能增加肩袖组织脆性而加速损伤的进展,还可能增加手术修复肩袖后再撕裂的风险。

(二) 手术治疗

当保守治疗无法满足患者的预期时,可以考虑通过手术治疗来改善。

1. 单纯肩关节镜下清理　对于无法修复的肩袖损伤,单纯肩关节镜下清理能显著改善疼痛。

2. 肱二头肌长头肌腱切断术　肩袖损伤的患者大多伴有肱二头肌长头肌腱(long head of the biceps tendon, LHBT)的损伤与炎症,常导致疼痛与不适。LHBT 切断术是一项简单有效的手术方式,能有效缓解患者疼痛,并改善肩关节功能。

3. 肩袖修补术　如图 2-23 所示。肩袖修补术是目前最为常见的手术治疗方式,各种锚钉和缝合技术的出现给了临床医师更多的选择。对于那些肩袖损伤长度>30 mm的患者,采用双排修补技术可有效降低再次撕裂概率,提高美国肩肘外科协会(American Shoulder and Elbow Surgeon's Form,ASES)评分和内旋活动度。近年来,关节镜下等效穿骨缝合桥修复肩袖技术(arthroscopic transosseous equivalent suture bridge double row rotator cuff repair)在标本生物力学测定和术后随访中均得到了广泛认可。肌腱转位术是一种将肩关节周围肌肉进行转位以替代肩袖组织的解剖和功能的手术方式,临床应用最多的为背阔肌、胸大肌、肱二头肌以及三角肌等。这种方法主要针对较为年轻且对肩关节功能要求较高的患者。此外,生物补片技术、肩关节置换术以及肩袖重建术等对于特定的患者也是有效的治疗选择。

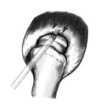
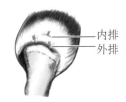

内排
外排

新月形肩袖损伤的双排修补技术

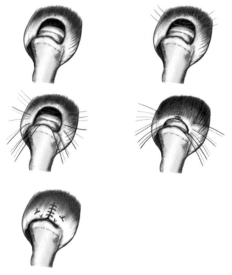
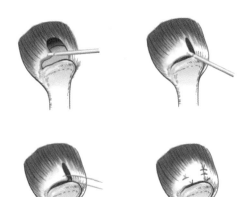

U 形肩袖损伤的双排修补,先进行边缘会拢的侧侧缝合,再进行汇拢于骨的缝合

L 形肩袖损伤的双排修补,通过抓住撕裂肩袖肌腱后叶的一个点,把撕裂的肩袖边缘向前外牵拉,复位撕裂,缝合修补肩袖

图 2-23　常见的肩袖缝合修补技术

八、康复

行肩袖损伤关节镜修补术后,外科医师须根据患者的年龄、撕裂程度、组织质量、修

复安全性等因素,与患者和物理治疗师沟通,共同制订合适的康复计划,以平衡促进肌腱愈合和防止术后粘连的需求。

（一）第一阶段(术后 0～4 周)

1. 目标　保持修复组织的完整性,减少疼痛,控制肿胀,在可耐受的范围内增加关节活动范围。

2. 康复方案

（1）保护修复组织:肩关节处于轻微外展位,以最大限度地减少张力,促进手术部位的修复。

（2）冰敷:每天冰敷至少 3 次,每次 15～20 min,有助于减轻疼痛、肿胀、肌肉痉挛和炎症反应。

（3）主动屈伸肘关节和腕关节:进行肘关节和腕关节的全关节活动和肌力训练。

（4）肩关节被动活动:在限制下进行无痛的被动关节运动,不要给予肩关节过多的应力(图 2-24)。

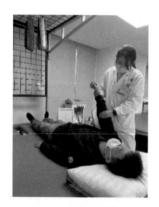

图 2-24　肩关节被动活动

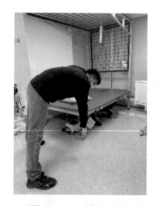

图 2-25　钟摆训练

注:患者上半身弯曲与地面相平行,患肢下垂,做小范围顺时针和逆时针旋转。

（5）钟摆训练:术后 2～3 周开始。患者上半身弯曲与地面平行,患肢下垂,进行小范围的顺时针和逆时针旋转动作,每组 10 次,每天 3 组(图 2-25)。

（二）第二阶段(术后 5～8 周)

1. 目标　保护手术部位,改善肩关节活动范围(被动活动范围:前屈 150°～180°,外旋 70°,内旋 55°;主动关节活动范围:上举过头),增加肌力。

2. 康复方案

（1）继续第一阶段的训练。

（2）肩关节被动活动:在患者无痛的前提下进行肩关节上举和外展 90°下的肩内旋、外旋。

（3）肩关节主动活动：术后 6 周起，患者可采取仰卧位或站立位，双手握住体操棒两端，由健侧上肢带动患侧上肢进行肩前屈和外展活动（图 2 - 26）。应根据患者的感受适度调整关节活动范围。术后 7～8 周可开始主动关节活动。

（4）肩关节稳定性训练：在物理治疗师的辅助下使肩关节前屈/外展，患者努力维持在这一位置，保持肩关节稳定。每次 10 s，每天 3 次。

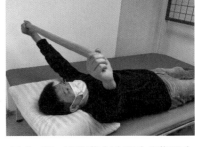

图 2 - 26　肩关节主动助动关节活动

注：患者双手握住体操棒两端，健侧上肢带动患侧上肢做肩关节活动。

（5）神经肌肉本体促进技术：初期，在仰卧位下由物理治疗师辅助练习肩关节功能性动作，包括肩关节前屈、外展、外旋和肩关节后伸、内收和内旋动作（图 2 - 27）。后期，患者应在仰卧位下独立完成上述动作。

（6）Ⅰ～Ⅱ级肩关节松动：由物理治疗师进行。

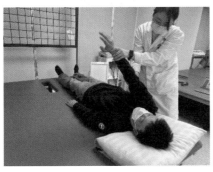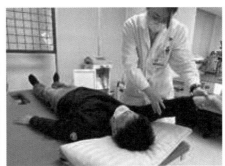

图 2 - 27　神经肌肉本体促进技术

（三）第三阶段（术后 8～13 周）

1. 目标　增加关节活动度，使之接近全范围角度，增强肌力。

2. 康复方案

（1）继续关节被动活动和主动关节活动。

（2）肩关节稳定性训练。①俯卧位划船训练：患者俯卧位，手握哑铃，患肢自然下垂，肘关节弯曲抬高，直至与肩同高，肩胛骨后缩（图 2 - 28）。②俯卧位肩后伸训练：患者俯卧位，手握哑铃，患肢自然下垂，肘关节伸直后伸抬高，直至与肩同一水平线，肩胛骨后缩（图 2 - 29）。

（3）抗阻运动：应于术后 10 周开始，前提是患者必须能准确无误地完成主动运动。

（四）第四阶段（术后 13～16 周）

1. 目标　维持全范围关节活动角度，增强肌力和耐力，提高关节功能。

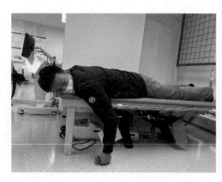
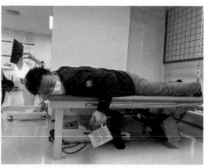

图 2‑28　俯卧位划船训练

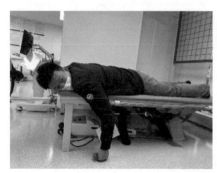
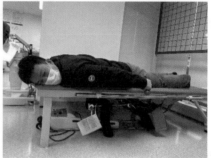

图 2‑29　俯卧位肩后伸训练

2. 康复方案

（1）继续上述训练以达到全范围关节活动角度。

（2）肩关节牵伸。①肩关节前侧牵伸：患者面向墙站立，距离墙面一步，肩外旋，前臂贴墙面，手肘与肩同高。在治疗师指导下，患者向前靠近直至肩关节前方有拉伸感（图2‑30）。②肩关节后侧牵伸：患者水平内收肩关节至身体对侧，另一只手增加患肢水平内收的程度，直至关节囊有牵伸感（图2‑31）。③手放背后牵伸：患者站立，双手置于背后，纵向拉毛巾；健侧手置于头部后方，患侧手置于后腰处，患者用健侧手用力慢慢向上拉毛巾，直至关节有牵伸感（图2‑32）。

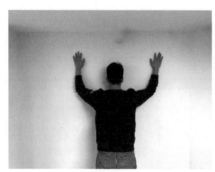
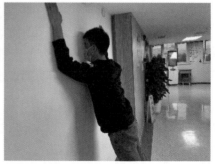

图 2‑30　肩关节前侧牵伸

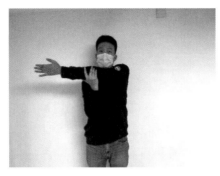

图 2-31　肩关节后侧牵伸

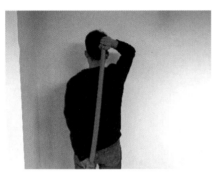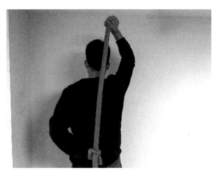

图 2-32　手放背后牵伸

（3）适当的关节松动。

（4）增强肩周肌力和耐力。

（五）第五阶段（术后 17～21 周）

1. 目标　维持无痛的肩关节主动运动,增强神经肌肉控制,增加功能性活动,训练重返日常生活和工作岗位的活动。

2. 康复方案

（1）继续进行力量和耐力训练。

（2）适当的关节松动。

大部分肩袖损伤患者需通过手术修补来改善临床症状。术后 1～6 周,为了避免出现肩关节粘连,应使用肩关节外旋支具来固定肩关节,允许患者进行小于 30°的被动外旋、前屈和后伸活动。术后 2～6 周,鼓励患者通过各项牵伸训练和扩胸活动来恢复肩关节完整的活动度,包括上举牵伸、后抬牵伸、前向爬伸、低位扩胸和高位扩胸 5 组动作,每组动作早晚各 30 次。术后 4 个月时,开始肌肉力量的康复训练,主要包括抗阻内旋、抗组外旋、抗组后伸和抗组屈肘 4 组动作,每组动作早晚各 30 次,并继续巩固上一个阶段的牵伸训练。术后 6 个月时,若 MRI 检查证实肩袖修复已愈合,可允许患者逐渐开始参加重体力劳动。

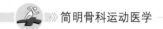

对于接受保守治疗的患者,建议进行被动的功能锻炼以维持肩关节的活动度,避免肩关节负重;但需注意,随着时间推移,肩袖损伤往往会进一步发展从而加重临床症状。

九、小结

肩袖损伤是临床常见的疾病,疼痛及肩关节功能受限严重影响患者的生活质量。单纯的肩袖损伤通过手术修补通常效果良好,而对于巨大肩袖损伤、肌腱腱性部分质量较差及伴有严重骨质疏松的患者,手术的失效率较高。临床上肩袖损伤的手术方法多样,如何为患者制订个性化的治疗方案往往是临床医生面临的挑战。此外,生物替代与细胞技术的不断发展为治疗提供了新的理论基础。

第三节 肩 周 炎

冻结肩(frozen shoulder)又称为粘连性肩关节囊炎,是肩周炎(periarthritis humeroscapularis)的常见类型,通常所说的肩周炎多是此症。其主要特征是肩关节主动及被动活动度的逐渐丧失。

一、流行病学特征

冻结肩的发病率为3%～5%,常见于40～60岁的中老年人群,以单侧发病为主,双侧受累相对较少,并且女性发病率较高。

二、病因

临床研究发现,糖尿病、外伤、偏瘫、脑出血、甲状腺功能亢进、颈椎间盘突出症、高胆固醇血症、高脂蛋白血症等系统性疾病均与冻结肩的发病有关。冻结肩的原发病理部位是盂肱关节囊组织,特别是肩袖间隙。随着病程进展,局部慢性炎症反应和纤维化增殖是导致肩关节疼痛和运动受限的主要原因。

三、临床表现及分期

冻结肩通常分为以下三期,具有不同的临床表现。

1. 进行期(2～9个月) 表现为急性的肩关节疼痛、肌肉痉挛、关节活动明显受限,夜间由于疼痛难以入睡,肩膀周围可以存在广泛的压痛。

2. 冻结期(4～12个月) 关节囊退变加剧,滑膜充血明显,肩关节囊挛缩并伴随广泛粘连,主要表现为肩关节功能进行性受限。

3. 解冻期(5～26个月) 肩关节炎症逐渐消退,疼痛逐渐消失,关节功能逐渐恢复。

四、辅助检查

超声检查可以发现关节囊增厚、肩关节内积液。MRI 检查可发现肩关节囊增厚、盂肱韧带增厚、肩关节内积液等表现(图 2-33)。

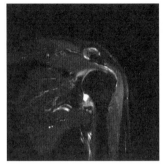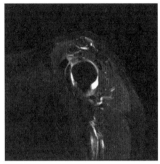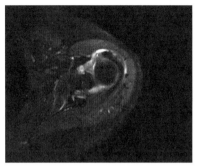

图 2-33 冻结肩的 MRI 表现

五、鉴别诊断

1. 颈椎病 患者常感肩背部沉重,上肢无力,手指发麻,肢体皮肤感觉减退。颈椎 MRI 及椎间盘 CT 等影像学检查可提示阳性改变。

2. 肩关节周围骨折及关节脱位 患者常有明确的外伤史,临床表现为急性疼痛及活动受限。X 线检查可显示关节周围骨折及脱位改变。

3. 肩袖损伤 患者夜间疼痛明显,可能伴有活动受限。肩关节 MRI 检查可显示肩袖组织连续性破坏,有助于确诊。

六、治疗

冻结肩的治疗以对症治疗为主。临床上剧烈的肩痛和难以入睡往往是患者就诊的主要原因,因此治疗应以减轻患者疼痛、恢复患肩的功能性、改善睡眠为主,以使患者尽快回归正常工作和生活。早期应以非手术治疗为主,对于难治性冻结肩可以考虑手术治疗。同时,应向患者普及冻结肩的自然病程和早期治疗的必要性,以减轻患者对病情的恐惧,提高治疗的信心和依从性,并使其了解可能遗留的活动受限,从而以积极的态度配合治疗。

(一)保守治疗

1. 物理治疗 是治疗冻结肩常用的非手术方法之一,包括手法治疗(如牵引拉伸)、运动疗法(如钟摆运动)以及电疗、热疗、低强度激光、体外冲击波疗法和针灸等多种方式。

2. 口服药物治疗　药物治疗包括口服非甾体消炎药和皮质类固醇。Lho 等研究表明，冻结肩患者的关节囊和囊周组织中 COX-1、COX-2 表达较高，而消炎药物正是通过抑制这些引起滑膜炎症疼痛的因素发挥治疗作用。

3. 皮质类固醇注射　关节腔内皮质类固醇注射(intra-articular corticosteroid injection,IACI)在治疗早期冻结肩方面效果良好。单次注射短期内可减轻疼痛、改善活动度和功能，初始宜采用低剂量注射，肩袖间隙注射是值得尝试的选择。但有研究发现，糖尿病患者IACI治疗的效果较差，可能需要进一步手术治疗。

4. 玻璃酸钠关节腔内注射　玻璃酸钠具有保护软骨、减轻疼痛、增加润滑的作用，可用于冻结肩的治疗。

（二）手术治疗

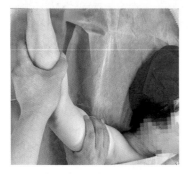

图 2-34　麻醉下手法松解

1. 麻醉下手法松解　单纯麻醉下手法松解术(manipulation under anesthesia,MUA)常用于保守治疗无效的冻结肩患者。该术式是患者在麻醉状态下，由操作者对患肩进行各个方向上的手法松解(图 2-34)，并可能结合关节腔内皮质类固醇注射或关节镜松解术(arthroscopic release)。MUA 术后效果良好，并发症包括肱骨干骨折、肩关节盂骨折、肩袖撕裂、肩关节脱位和神经牵引损伤等。

2. 关节镜下松解术　与 MUA 可能存在骨折等并发症风险相比，关节镜下松解术是一种更为安全、可靠的治疗方式。它兼具诊断与治疗功能，既可以直观地在镜下确定粘连的部位和程度，并排除其他引起肩部疼痛和活动受限的因素，又可以准确、可控地在镜下对粘连的囊膜和韧带进行充分松解。

1）手术方法

（1）使用射频电刀松解肩袖间隙，切除肩胛下肌(subscapularis,SSc)上部(图 2-35)和上盂肱韧带(superior glenohumeral ligament,SGHL)之间所有的软组织，注意保留肱二头肌内侧悬带。

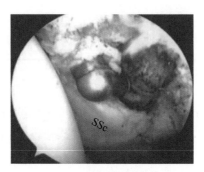

图 2-35　切除肩胛下肌(SSc)

（2）松解中盂肱韧带（middle glenohumeral ligament，MGHL）：如图 2-36 所示。从前侧入路插入镜头，用铅笔尖样电刀从 1 点钟位置至 5 点钟位置松解前下方关节囊。使用铅笔尖样电刀在腋囊的关节囊上刺多个小孔。

2）手术技巧

（1）肩胛下肌肌腱的外移度须通过松解肩袖间隙和前侧关节囊来恢复。

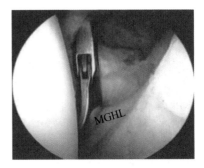

图 2-36 松解中盂肱韧带（MGHL）

（2）由于后侧入路的角度与肩胛盂表面平行，使用铅笔尖样电刀从此入路松解前部的下盂肱韧带（inferior glenohumeral ligament，IGHL），其进入角度十分理想。

（3）在腋囊刺孔将明显降低关节囊强度。所以在其他部位关节镜下松解后，手法操作通常能够松解腋囊。

（4）关节镜下松解相比单纯手法松解更有效，能显著降低因强力手法松解导致的骨折和组织撕脱的风险。

七、康复预后及转归

冻结肩患者多数有自愈倾向，在主动及被动功能锻炼及药物辅助下，约 90% 的患者能够恢复肩关节的正常活动度，并且疼痛得到有效缓解。然而，对于无法自行缓解的患者，手术治疗是有效的解决手段，但是术后康复功能锻炼至关重要。部分患者因术后缺乏功能锻炼导致关节再次粘连，严重影响手术效果。

八、小结

冻结肩的治疗方式多样，但患者症状的严重程度和病程阶段的差异决定了治疗方法的选择。既往的研究常忽视了这一因素，可能影响其准确性。建议根据患者的疼痛程度、活动范围和功能障碍情况，而非仅依赖病程长短，来判断患肩所处的病程阶段并制订治疗方案。同时，对于如治疗的最佳剂量、频率、程度和持续时间等问题，仍需深入研究。由于冻结肩发病机制不明确，单一的治疗方式可能效果有限，未来的临床研究可考虑探索联合治疗的应用潜力。

第四节 肱二头肌长头肌腱炎和损伤

肱二头肌长头肌腱（LHBT）病变是引起肩关节疼痛及功能障碍的常见疾病之一，其病变类型包括肌腱炎、部分撕裂和完全断裂、半脱位和完全脱位。

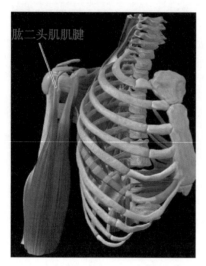

图2-37 肱二头肌长头肌腱(LHBT)

一、解剖特点

LHBT起于肩胛骨盂上结节(图2-37),在肱骨结节间沟和横韧带形成的骨纤维管道中通过。当肩关节后伸、内收、内旋时,该肌腱滑向上方;而当肩关节前屈、外展、外旋时,则滑向下方。

二、流行病学特征和病因

LHBT病变是一种常见的运动损伤,它通常发生在那些频繁参与涉及反复过顶或投掷动作的体育运动(如游泳、冲浪和各种球类运动等)的运动员中。在年龄大于50岁的中老年人群中发病率较高,同时经常伴随肩袖损伤、肩峰撞击等疾病。

LHBT急性创伤性断裂比较少见,偶见于攀岩运动员。大多数LHBT炎症发生在LHBT磨损退变的基础上。研究发现,LHBT在结节间沟中活动时容易与小结节及结节间沟内侧壁发生摩擦,反复的磨损会产生继发性炎症反应,最终导致肌腱退变,在受到轻微外力时肌腱容易发生磨损和断裂。

三、临床表现

肩关节疼痛、活动受限是LHBT炎症的典型症状。该病若不及时治疗,可并发肩关节周围肌肉失用性萎缩。

(一)肩关节疼痛

疼痛部位通常位于肩前LHBT附近,疼痛可以向肱二头肌和肘前放射。初期为轻度肩痛,逐渐加重,疼痛的性质为钝痛,部位深邃,按压时痛感反而减轻。严重者稍一触碰,即疼痛难忍。平时患者多呈自卫姿态,将患侧上肢紧靠于体侧,并用健肢托扶以保护患肢。夜间疼痛加重,或夜不能眠,或半夜疼醒,多不能卧向患侧,疼痛可牵涉到颈部、肩胛部、三角肌、上臂或前臂背侧。

(二)肩关节活动受限

由于炎症渗出、关节粘连,可出现肩关节外展、上举、外旋和内旋受限,严重者不能完成提裤、扎腰带、梳头、摸背、穿衣和脱衣等动作,影响日常生活和劳动。

四、辅助检查

(一)X线检查

肩部后前位X线检查常无明显异常。疑为LHBT鞘病变时,应常规行肱骨结节间沟切线位 X 线摄片,部分患者可见结节间沟变窄、变浅,沟底或沟边有骨刺形成。

(二) MRI 检查

MRI 检查是诊断 LHBT 炎症和损伤的"金标准",可以明确 LHBT 有无炎症、充血水肿、断裂、脱位或半脱位等病变(图 2-38),同时可明确有无伴随肩袖损伤、肩峰撞击等。

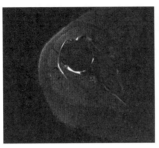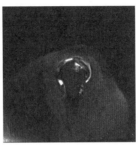

LHBT 内侧脱位

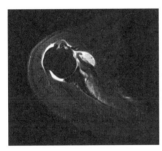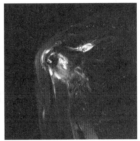

LHBT 半脱位

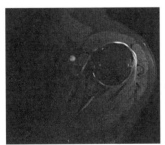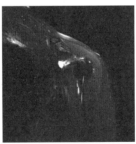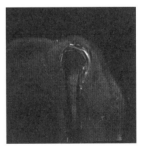

LHBT 部分撕裂

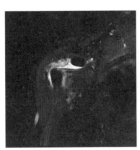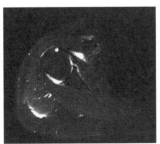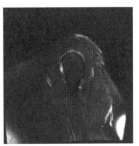

LHBT 完全撕裂

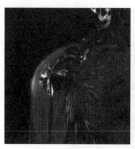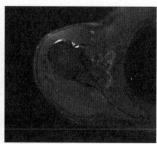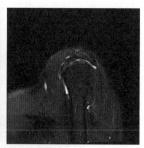

LHBT 炎症

图 2-38　肱二头肌长头肌腱(LHBT)病变的 MRI 表现

五、鉴别诊断

1. 冻结肩　患者通常有关节疼痛及关节活动显著受限。临床上,其病情发展可表现为进行期、冻结期、解冻期三个阶段。MRI 检查可作为辅助检查用以鉴别诊断。

2. 颈椎病　患者常有肩背部沉重感、上肢无力、手指发麻、肢体皮肤感觉减退,颈椎 MRI 及椎间盘 CT 等影像学检查可提示阳性表现。

3. 肩关节周围骨折及关节脱位　患者通常有明显外伤病史,伴有急性疼痛、活动受限等临床表现,X 线检查可提示关节周围骨折及脱位改变。

六、治疗

(一) 保守治疗

保守治疗包括改变运动及生活方式、口服非甾体类药物和理疗。结节间沟内、肩峰下和盂肱关节腔内注射糖皮质激素和局麻药物进行封闭治疗,可取得良好的短期临床效果。但是,对于合并肩袖损伤、肩峰下撞击综合征等疾病的 LHBT 病变,保守治疗的长期效果欠佳。

(二) 手术治疗

LHBT 切断术和固定术是目前治疗 LHBT 病变的两种主要手术方式。

1. LHBT 切断术　关节镜下 LHBT 切断术具有操作简便、创伤小、恢复快,术后无须固定即可早期进行功能锻炼的优点。然而,该术式存在发生并发症的风险,如大力水手症、活动时肱二头肌痉挛性疼痛以及屈肘及前臂旋后肌力下降。因此,该术式尤其适用于老年人、功能要求不高及术后无须限制活动的患者。

2. LHBT 固定术　手术通过固定残端,维持肱二头肌的张力,从而避免了 LHBT 切断术的一些并发症,尤其是大力水手症。术后,患者需经历约 6 周的康复期,期间须限制肘关节屈伸和旋前、旋后活动角度。根据固定的位置不同,LHBT 固定术可分为近端和远端固定术,固定的方式包括界面螺钉、纽扣钢板、锚钉、骨隧道及软组织固定(图 2-39)。

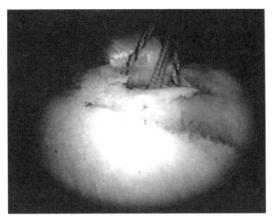

图 2-39　关节镜下肱二头肌长头肌腱(LHBT)固定术(固定于结节间沟中)

注:手术首先于盂肱关节内进行清理并用穿刺针定位二头肌腱长头腱,止点处切断长头腱。在结节间沟内清理骨床并置入锚钉,通过锚钉及其缝线对结节间沟内的肌腱进行牢固固定。

（1）近端固定术:通常将 LHBT 残端固定在结节间沟近端位置,可在关节镜下完成。但是需注意的是:采用近端固定,LHBT 残端引起肌腱炎是术后疼痛的重要原因。此外,LHBT 在结节间沟的腱鞘炎、狭窄、骨赘等病变也容易被忽视,这可能导致术后结节间沟处疼痛无法缓解,甚至可能引发固定点以下肌腱的自发性断裂。

（2）远端固定术:通过小切口将 LHBT 残端固定在胸大肌下缘,不仅可以维持二头肌的张力和外形,同时还能切除 LHBT 结节间沟段的病变。其缺点是需要进行切开手术,无法在关节镜下完成。

七、康复、预后和转归

对于保守治疗的患者来说,急性发作期须局部制动,症状缓解后可以进行适当的被动功能锻炼预防关节粘连。多数患者经药物及物理治疗后症状会有明显改善。对于反复发作或伴随肩袖损伤等需手术的患者,单纯行 LHBT 切断术的患者术后无须制动,可即刻开始主动及被动功能锻炼;而行 LHBT 固定术的患者,术后须制动 6 周,随后再逐步进行恢复关节活动度及肌力的锻炼。

八、小结

目前,LHBT 病变的治疗方式仍存在争议,尚未形成统一的治疗标准。LHBT 切断术和固定术是主要的手术方式,二者均能获得良好的临床疗效。选择手术方式时,需综合考虑患者性别、年龄及其对外形的要求等因素,并结合术者的手术技术水平。针对 LHBT 病变的治疗,尚需通过多中心随机对照前瞻性研究对 LHBT 切断术和固定术的临床疗效及并发症进行比较。

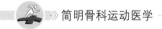
第五节　肩峰下撞击综合征

在肩关节外展时，肩峰下滑囊和肩袖在骨纤维弓与肱骨头之间发生撞击和挤压，引起肩痛、力弱及外展功能受限，这一系列症状被称为肩峰下撞击综合征（subacromial impingement syndrome）。

一、解剖特点

肩袖由冈上肌、冈下肌、小圆肌和肩胛下肌构成，其联合腱附着于肱骨大结节，与三角肌在外展肩关节的运动中协同下压固定肱骨头。骨纤维弓由肩峰底面、锁骨外端、肩锁韧带和喙肩韧带构成。

日常活动时，肩关节常处于外展前屈旋位，肩袖前部更易在肩峰前下方受到挤夹。而此部在解剖上恰为一缺血管区，易于损伤而不易修复构成了本病的病理基础。反复的摩擦、撞击和挤压使肩峰下滑囊早期表现为渗出，逐渐出现囊壁增厚、囊腔缩小、粘连和纤维化，肩袖可出现狭窄。因此，患者在早期表现为疼痛，晚期可能出现功能障碍，在 X 线片上有所表现。

不同个体的肩峰形态有所不同，主要分为扁平肩峰、弧形肩峰和钩形肩峰三种。钩形肩峰的个体肩峰下间隙狭窄，更易发生肩峰撞击综合征。另外，肩峰前端或肱骨大结节的骨赘形成、肩锁关节增生肥大等因素，均可能导致肩峰-肱骨头间距减小，导致肩峰下结构受到挤压和撞击。这种撞击大多发生在肩峰前 1/3 部位和肩锁关节下方。反复撞击易引发肩峰下的滑囊和肩袖肌腱炎症，甚至会造成肩袖肌腱断裂。

二、诊断与分期

Neer 根据肩袖的损伤情况将肩峰下撞击综合征分为以下三期。

1. Ⅰ期　表现为出血和水肿。多见于 25 岁以下人群，特别是投掷及游泳运动员。主要临床症状为运动后肩部疼痛。主要体征：冈上肌附着点和肩峰前缘压痛，肱骨外展 60°～120°时出现痛弧、撞击征（中立位前屈疼痛）阳性，附加撞击征（1%利多卡因 10 ml 肩峰下间隙注射后症状减轻）阳性。X 线检查通常无异常表现。

2. Ⅱ期　可见纤维化和肌腱炎。多见于 25～40 岁人群，主要症状是疼痛加重，影响日常工作和睡眠。主要体征是肩部摩擦感，肩外展至 100°时有卡住的感觉，主动和被动运动均受限。此阶段后期，X 线检查可见肱骨大结节囊性变。

3. Ⅲ期　可见肩袖损伤、肱二头肌破裂和骨的变化，多见于 40 岁以上人群。肩袖损伤常先于肱二头肌腱损伤，主要症状是夜间疼痛显著，并伴有力弱。主要体征：主动运动范围较被动运动小，冈上肌和冈下肌萎缩，肩部外展外旋力弱，肩锁关节和结节间沟压痛;撞击试验虽可减轻疼痛,但力弱和运动障碍依旧。此期 X 线检查可见肩峰前 1/3 下缘硬化、骨刺形成,肩锁关节和肩峰下间隙狭窄(图 2-40)。肩关节 MRI 检查提示肩袖破裂(图 2-41)。

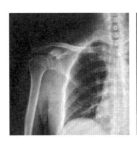
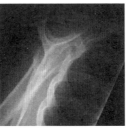

图 2-40 肩峰下撞击综合征的 X 线影像学表现

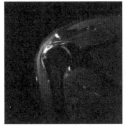
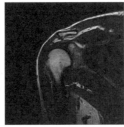
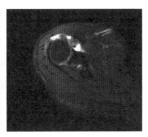
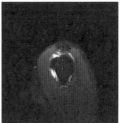

图 2-41 肩撞击综合征的 MRI 影像学表现

三、治疗

1. Ⅰ期 行保守治疗。包括避免可能引发撞击的动作;局部理疗和热敷;非甾体消炎药可减轻疼痛,一般不主张肩峰下间隙封闭注射。

2. Ⅱ期 行保守治疗,同Ⅰ期。此外应配合运动疗法,主要是体侧的短弧运动及对抗阻力的拉力运动,以改善活动范围和增加肌力。若经 6 个月以上保守治疗无效,可考虑于关节镜下行前肩峰减压术或手术切除肩峰下滑囊。

3. Ⅲ期 此期伴有冈上肌腱断裂和 LHBT 断裂等病理变化,是外科治疗的适应证。对冈上肌腱断裂,一般采用铆钉修复术;对广泛性肩袖撕裂,可利用肩胛下肌转位或冈上肌推移修补术来重建肩袖的功能。与此同时,应常规行前肩峰成形术,切除肩峰前外侧部分并切断喙肩韧带,以避免修复的肌腱再次受到撞击。术后,患肢须进行 0°位牵引或 45°外展支具固定,3 周后去除固定并开始康复训练。

第六节　肩关节钙化性肌腱炎

钙化性肌腱炎(calcified depository myotenositis)是指钙盐沉着于肌腱中,常见部位为肩关节的肩袖肌腱,多见于30～50岁的运动人群,糖尿病患者发病率较高。钙化性肌腱炎并不一定会引发症状,且多数疼痛在出现后1～4周内可自然缓解。

一、诊断

钙化性肌腱炎可通过以下临床表现和检查进行诊断:①在钙盐吸收阶段,可出现肩部剧烈疼痛,夜间可痛醒;②肱骨大结节处压痛明显;③多数患者会在钙化吸收期、疼痛剧烈时就医,也有部分患者在评估肩袖撞击综合征时偶然发现;④患肢无力,手臂上举困难;⑤X线检查可见肩袖处高密度影(图2-42)。

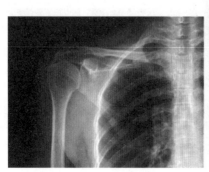
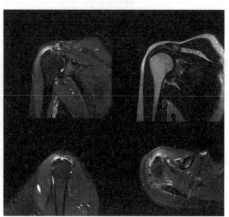

X线检查(肩关节正位)　　　　　　　　　MRI检查

图2-42　冈上肌钙化性肌腱炎影像学表现

注:冈上肌周围可见低信号钙化灶。

二、治疗

1. 保守治疗　由于病程的自限性特点,本病应首选保守治疗,包括充分休息、使用消炎药物、进行理疗和功能锻炼等,以及局部注射类固醇药物。

2. 手术治疗　如果疼痛持续加重影响日常活动,或者保守治疗无效,可考虑手术治疗。手术方法包括在X线监视下针刺钙盐沉积块并抽吸沉积物,以降低肌腱内压力;或者在关节镜下或开放式切口下直接切除钙盐沉积块。

3. 冲击波治疗　对于慢性钙化性肌腱炎,可选择冲击波治疗。该方法通过冲击波造成微创伤来刺激局部血液循环,从而达到治疗目的。有文献报道,在接受1～2次高能量冲击波治疗的慢性钙化性肌腱炎患者中,有50%～70%的患者症状得到改善。尽管治疗过程中会引发较为严重的疼痛,有时需要麻醉,但冲击波治疗总体上是安全的,并发症的发生率极低。

4. 中医治疗　肌腱膏是传世良方,相对于其他疗法而言,具有标本兼治的优势,可镇痛消炎、舒筋活络、滋阴补肾,有效治疗肌腱炎。

5. 紧急治疗　建议使用 RICE 法,即休息(rest)、冷敷(ice)、热敷患处(compression)和抬高患肢(elevation)。此外,使用 COX2 选择性抑制剂能有效减轻炎症和疼痛。超声和桑拿浴疗法可帮助放松肌肉和肌腱,改善血液循环,促进愈合。若病情需要,偶尔也可用类固醇皮质激素进行治疗。

第三章 肘 关 节

第一节 肘关节镜及其应用概述

一、设备

肘关节镜的设备与膝关节镜的设备基本一致,通常使用 4.0 mm、30°关节镜。对于肘关节较小或活动受限的患者,有时会采用 2.7 mm 镜头。此外,偶尔会使用 70°镜头。

套管系统需兼容不同尺寸的关节镜、交换棒和钝套管针。因关节镜操作工具需重复进入关节,因此也可使用塑料或软质套管,以减少软组织损伤或液体外渗。

对于初学者,关节扩张是肘关节镜手术的关键步骤,常使用 18 号腰椎穿刺针和 20 ml 注射器。为了保证灌注流量以确保关节始终扩张,通常采用重力灌注方法,有条件的也可选用加压灌注系统。应配备标准的关节镜手持器械,如止血钳、尺、探钩、持物钳、篮钳等,以及骨凿和髓核钳等备用工具。由于肘关节周围的神经血管密集,使用动力器械需特别小心。在使用电动刨削器、磨钻和消融电刀时应仔细保护软组织。在处理骨折等特殊情况时,可能还需使用钻头、克氏针和空心钉等设备。

二、手术入路

开展肘关节镜技术需要掌握较多手术入路(图 3-1),旨在保护肘关节周围的神经血管结构。入路选择和创建通路技术同样重要。建议在关节完全充满液体的情况下进行所有入路的创建,以确保关节囊扩张,神经血管结构远离关节,从而减少在引入套管针时的损伤风险。

所有的前入路都是在肘关节屈曲 90°状态下建立的,但后侧的一些入路需要一定程度的伸展。穿刺时,使用钝套管针穿透肘关节,以避免损伤关节面。切口深度仅限于皮肤层面,然后使用直止血钳钝性分离,以避免损伤肘部周围的皮神经。

(一)直接外侧入路

直接外侧入路又称软点入路,是关节扩张时常用的标准初始位置。它位于桡骨头、

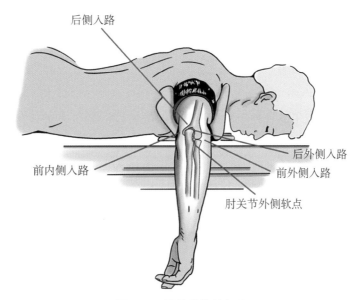

图 3-1　肘关节镜的入路

外上髁和鹰嘴构成的三角形的中心,特别适合探查肘后区域。在此入路下,桡骨小头、桡骨和桡尺关节清晰可见。在大多数情况下直接外侧入路是一个相对安全的入路,主要可能损伤的是前臂后侧皮神经,距离该入路平均约 7 mm。通过直接外侧入路插入关节镜后,旋前和旋后前臂可观察桡骨头和大部分关节面,以及桡尺关节的下方。关节镜沿着小头下表面向后,还能观察后外侧关节囊、鹰嘴尖端和滑车的外侧。

（二）后正中入路

后正中入口也称经三头肌入路,位于尺骨鹰嘴尖近端 3 cm 处,沿肱三头肌的中线穿过三头肌的肌腱交界处。当肘关节充水扩张时,前臂后侧皮神经与尺神经分别距离该入路约 23 mm 和 25 mm。该入路特别适用于从后侧间室清理引发撞击的鹰嘴骨赘和游离体,也可完成后室的完整滑膜切除术。此外,该入路还可用于观察鹰嘴窝、鹰嘴尖端和后滑车。

（三）后外侧入路

后外侧入口是解剖学意义上最安全的肘关节镜入路。它位于鹰嘴尖端近端约 3 cm 处,肱三头肌外侧缘,外上髁的后方/近端。建立此入路时,保持肘部 20°～30° 的屈曲,使三头肌肌腱和后关节囊放松,并引导 Trocar 进入鹰嘴窝。若使用 70° 关节镜,此入路还可用于检查尺侧副韧带。后外侧入路的皮肤切口邻近前臂后侧皮神经和前臂外侧皮神经,平均距离该入路 25 mm。

（四）近端前内侧入路

近端前内侧入路位于肱骨内侧髁近端 2 cm,内侧肌间隔前方 1 cm,是常用的肘关节镜起始入路,便于观察肘前室和桡骨头。关节镜从近端外侧入口观察时,它也可作为操作入口。关节囊充盈时,正中神经距离近端内侧入路平均 12.4 mm,非扩张时则为 7.6 mm。尺神经距离该入路约 12 mm,并受肌间隔保护。若患者有尺神经转位手术史,则禁止使用近端前内侧入路。

（五）近端前外侧入路

近端前外侧入路位于肱骨外上髁近端 2 cm、前方 1 cm 处。在进行套管针穿刺时,会刺穿肱桡肌和远端肱肌。该入路能清晰地观察肘前部间室。前臂外侧皮神经平均距离该入路 6.1 mm。肘关节屈曲时,桡神经平均距离该入路 9.9 mm,肘伸直时则为 4.9 mm。与前外侧入路相比,此入路距桡神经更远、更安全,且探查关节范围更广。

（六）前外侧入路

前外侧入路位于肱骨外上髁远端 1 cm 和前方 1 cm 处,穿过桡侧腕短伸肌和旋后肌,可用于观察内侧关节囊、冠突和滑车。然而,在肘关节弯曲的情况下,该入路与桡神经的距离仅约 3 mm,与前臂后侧皮神经的平均距离仅 2 mm,故临床上较少使用,或仅用于细针穿刺。

第二节　肱骨外上髁炎

肱骨外上髁炎(external humeral epicondylitis)俗称"网球肘",是导致肘关节外侧疼痛的常见疾病。1883 年,Morris 医生首次描述了这一疾病,并因其在网球运动员中高发而得名。近年来,关于其命名有所争议。目前发现,腕关节过度使用乃至肌腱反复拉伤的动作都有可能导致该病的发生,而不单是网球运动一种。传统观念认为的网球肘是肱骨外上髁的炎症所致,而现代研究更倾向于认为它是由于肱骨外上髁肌腱-骨骼交界区组织退变、老化引起的微损伤。

一、流行病学特征

据文献报道,普通成人中肱骨外上髁炎的患病率为 1% ～3%,男女发病率相近。外上髁炎发病的年龄高峰期在 45～54 岁,从事体力劳动或使用振动工具的个体风险较高。

二、病因和发病机制

肘关节外侧具有较多的韧带结构和前臂背侧肌肉肌腱附着点。常见的伸肌起点由桡侧腕长伸肌、桡侧腕短伸肌、指伸肌总腱、小指伸肌和尺侧腕伸肌组成,这些肌腱复合体起源于肱骨外上髁。值得注意的是,桡侧腕短伸肌起源于多个点,包括深部结构（如外侧副韧带、环状韧带和肌间隔）,其远端插入第三掌骨的基部。

早期研究认为外上髁炎的发生与炎症有关：桡侧腕短伸肌肌腱和外上髁骨膜的部分撕裂引发炎症反应，导致疼痛。尽管大多数研究集中在桡侧腕短伸肌肌腱上，但环状韧带、外侧关节囊、桡神经和伸肌总腱的几个不同区域也被视为外上髁炎的致病因素。然而后续研究表明，肱骨外上髁炎患者的桡侧腕短伸肌肌腱并无典型炎症反应，表现为正常的桡侧腕短伸肌肌腱组织被未成熟的成纤维细胞和无功能的血管芽侵入，邻近组织混乱、细胞过多。基于这一重要发现，Nirschl 和 Ashman 提出了"血管成纤维细胞肌腱病"的概念。如今，医学界普遍认为肱骨外上髁炎是由血管异常退行性变引发的肌腱病，而非单纯的肌腱炎。

三、临床表现

(一) 病史

肱骨外上髁炎患者的典型主诉是在肱骨外上髁前方和远端的伸肌总腱起点处有压痛。疼痛通常起病隐匿，可能与近期职业或体育活动的变化相关。患者可能在握手、刮胡子、提行李或举杯时感到疼痛。

(二) 体格检查

在肘关节伸直位要求患者背伸手腕和中指，检查者用手对其施加阻力时会诱发疼痛症状。病情严重时，曲肘位的抗阻抬腕也可能引发疼痛。患者的腕和肘关节活动度通常不受影响。在肌力方面，由于疼痛原因，患者可能表现为握力减弱。特殊体检如椅子测试(chair test)，即旋前的手举起椅子时，可诱发肘部外侧疼痛。

四、辅助检查

肱骨外上髁炎的影像学诊断常常显示阴性结果。肘关节正位和侧位 X 片通常显示正常或可能显示轻度软组织钙化(图 3－2)；MRI 检查可能在伸肌起点和邻近软组织附近显示高信号(图 3－3)。

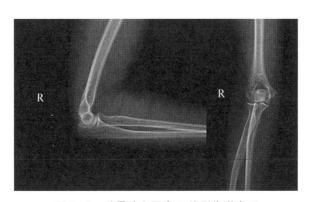

图 3－2　肱骨外上髁炎 X 线影像学表现

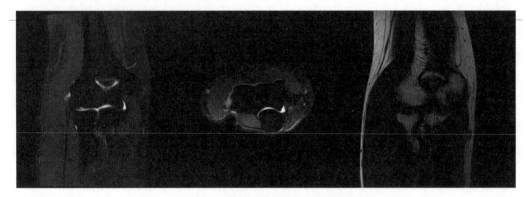

图 3-3　肱骨外上髁炎的 MRI 表现

五、鉴别诊断

当患者出现非创伤性的肘关节外侧痛时,须考虑神经根性颈椎病、桡神经卡压、关节游离体和软骨损伤等诊断。其他少见的鉴别诊断包括肿瘤、缺血性坏死和肱骨小头骨软骨炎等。

六、治疗

（一）保守治疗

非手术治疗是肱骨外上髁炎的主要治疗方法,包括物理治疗、制动、药物治疗(口服非甾体消炎药和局部注射激素)。可以尝试组合使用这些治疗手段,多数患者经保守治疗可缓解或消除症状。

1. 物理治疗　针对肱骨外上髁炎有多种物理治疗方法。Stasinopoulos 和 Johnson 推荐深度横向摩擦和 Mill 的手法,即对最大压痛点进行深层组织按摩并结合拉伸动作。Calfee 等建议采用前臂力量训练、拉伸和冷热疗等疗法。近年来,离心肌肉训练被证实治疗效果显著,可明显改善患者的疼痛或力量问题。

2. 药物治疗

（1）口服非甾体消炎药:若患者无药物禁忌,可尝试 10～14 天的口服消炎药治疗。虽然非甾体消炎药是常用的处方药,但它们在肱骨外上髁炎中的应用存在争议,缺乏高质量研究的支持。尽管显微镜下未观察到桡侧腕短伸肌腱组织的炎症反应,但非甾体消炎药可通过镇痛或减少周围滑膜的局部炎症来缓解疼痛。

（2）局部药物注射:最常用的注射药物是皮质激素,短期效果显著,通常注射后 6 周即可明显改善症状。但长期随访结果提示其复发率高,且可导致糖尿病患者血糖短暂升高和肌腱断裂等不良反应,尤其在频繁给药或注射不当时。近年来,富血小板血浆(platelet rich plasma, PRP)在临床注射治疗中的应用逐渐增多。

（二）手术治疗

非手术治疗无效是手术治疗最常见的指征。患者在接受 6～12 个月的非手术治疗后，若症状仍持续存在，可考虑手术治疗。据报道，有 8% 的肱骨外上髁炎患者接受手术治疗。目前最为常见的手术方式有经皮、关节镜和开放手术，主要目的是松解肱骨外上髁的肌腱止点结构。

随着运动医学和关节镜技术的不断进步，肘关节镜在肱骨外上髁炎的治疗中得到广泛应用，并且取得了良好的临床效果。术中，患者取侧卧位，常规使用止血带，通过软点入路穿刺注射生理盐水使肘关节扩张。使用近端前内侧入口作为起始观察入路。在关节镜下对整个肘关节前方进行探查，并对外侧髁的骨和软组织结构进行完整评估（图 3-4）。

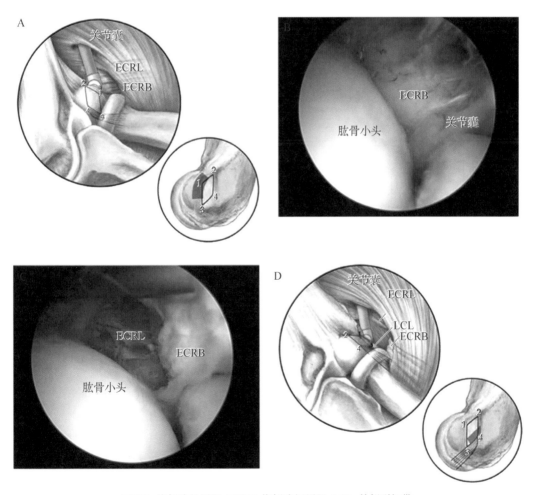

ECRL：桡侧腕长屈肌；ECRB：桡侧腕短屈肌；LCL：外侧副韧带。

图 3-4 肘关节镜治疗肱骨外上髁炎

注：A. 肘关节侧位解剖图；B. 肘关节镜下图；C. 肘关节镜下图（肱骨外上髁炎滑膜软组织增生）；D. 肘关节正位解剖图。

外侧入路是关键的操作入口。肱骨外上髁炎的治疗关键在于显露桡侧腕短伸肌的损伤区域，并用消融电刀从外上髁处进行剥离松解。若近端外侧入路操作不便，可采用辅助切口，直接通过受损肌腱（Nirschl 损伤）部位插入工具操作。这种直接的网球肘入路手术安全性高，并为手术提供了更多的操作选择，如外上髁骨赘清理和组织修复。

建立入路后，下一步操作是在肱骨小头最上部的前方区域切开关节囊。常规建立近端前外侧入路，便于放置小型拉钩以改善视野并保护桡神经。然后，将刨削器或消融电刀放入网球肘入路，通过关节镜观察并切除关节囊外的桡侧腕短伸肌的受损部分，直至仅剩健康的肌腱。这一操作须从外侧上髁的肌腱起始点向远侧切除约 2 cm，宽度为 1 cm。通过关节镜可清晰分辨损伤区域与正常肌腱区域的界限。移除整个病变肌腱后，对外上髁的前部进行轻微刨削器打磨。完成肘关节镜下的外上髁炎症区域松解清理后，通常无须缝合修复的肌腱。

第三节 肘管综合征

肘管综合征（cubital tunnel syndrome）是指尺神经在肘关节受到卡压后所引发的一系列神经肌肉症状。尺神经从臂丛分出后，延内侧肌间隔后方走行，随后向前穿出进入肘管，在尺侧腕屈肌两个头之间进入前臂。在这整个通路上，尺神经任何部分受到卡压都可能导致症状的出现。但通常意义上的肘管综合征是指发生在肘管处的尺神经卡压。

一、流行病学特征

肘管综合征是上肢第二常见的神经压迫性疾病，每年男性发病率约为 25/10 万，女性发病率约为 19/10 万。1%～10% 的肘关节脱位和 12% 的肱骨远端骨折会发生创伤后肘管综合征。神经症状可能在初次受伤时出现，也可在术后立即出现或以延迟的方式发展为肘管畸形、肿胀、瘢痕和增厚的结果。

二、病因和解剖特点

尺神经可以在肘部周围多个部位可能受压。Struthers 拱廊结构是内侧三头肌与内侧髁附近 6～10 cm 肌间隔间的增厚结缔组织。肘管在内上髁后方被 Osborne 韧带（起于尺侧腕屈肌的内侧上髁和肱骨头，止于鹰嘴和尺侧腕屈肌的尺骨头；平均厚度为 0.14 mm，长度为 2.2 cm）覆盖，是尺神经最常见的受压部位。Osborne 韧带为纤维性筋膜组织，这些筋膜层的病理融合增生可使尺神经在整个屈肘过程中的滑动空间减少。肘部屈曲时肘管形状从卵形变为梯形，横截面积减少了 30%～41%。肘关节屈曲 40°～50°

时神经内压最低,并随着屈曲角度增加而急剧增加。异常的肌肉如滑车肘肌也可能压迫肘部位于肘管上方的尺神经。在前臂远端,尺神经还可能卡在尺侧腕屈肌的深筋膜处、尺侧腕屈肌的两个头之间以及指浅屈肌的筋膜处。

三、临床表现

通过病史和体格检查可初步判断是否存在肘管综合征。

（一）病史

掌侧和背侧小指和无名指感觉异常,这种感觉会因长时间的肘部屈曲而加重。手无力、难以剪指甲或在其他精细操作过程中缺乏动作协调性。少数患者会感到内侧肘部至尺骨前臂或手部尺神经走行区域的疼痛。

（二）体格检查

1. 小指和无名指的感觉受损　可通过两点辨别、振动刺激或塞姆斯-温斯坦单丝测试(Semmes-Weinstein monofilament test)量化评估。肌肉萎缩在第一背侧骨间肌中最多见。

2. 瓦滕贝格征(Wartenberg sign)阳性　小指由于尺骨神经支配的第三掌骨间肌无力而不能主动内收。

3. 拇示指捏夹试验(Froment test)阳性　患者拇指和食指对捏时,由于拇长屈肌试图代偿拇内收肌的无力而表现出拇指指间关节的屈曲。

4. Jeanne 征阳性　患者拇指和食指对捏时内收拇指,由于拇长伸肌的作用导致掌指关节过伸。

5. 爪形手畸形　见于病情严重者。

四、辅助检查

肌电图有助于肘管综合征的诊断。尺神经病变的肌电图标准是绝对传导速度降至 50 m/s 或肘部周围测量间隔内传导速度相对降低 10 m/s。假阴性电诊断数据可能由测试期间尺神经束的不同压缩和未受影响的大神经纤维接近正常传导所致。肌电图诊断错误也可能归因于肘部位置、皮肤温度和软组织变化。

五、鉴别诊断

肘管综合征须与 C_8/T_1 神经根受压、胸廓出口综合征或腕部 Guyon 管内的尺神经受压等进行鉴别。肘关节内侧疼痛的患者应考虑内侧上髁炎和尺肱骨关节炎的可能性。手腕尺侧疼痛虽常归因于肘管综合征,但也可能由尺侧腕屈肌肌腱炎、钩骨骨不连或小鱼际锤击综合征(hypothenar hammer syndrome)引起。

六、治疗

(一) 保守治疗

轻中度肘管综合征患者可先行保守治疗。主要是采用外固定夹板进行固定,如简易的毛巾卷加弹性绷带固定,或更复杂的刚性热塑性定制矫形器,它们通过限制肘部屈曲来减少肘部的压缩和拉伸压力,最终减少尺神经刺激。患者还须避免直接压迫肘部内侧或进行三头肌强化锻炼,并防止休息时长时间屈曲压迫肘关节。

据 Shah 等报道,88%的轻度或中度肘管综合征患者经活动调整和使用刚性夜间夹板有效。Svernlöv 等发现,90%的轻度或中度肘管综合征患者(大多数患者的肌电图测试正常)经非保守治疗后症状得到改善,仅约 10%的患者在 6 个月后需要手术干预。Dellon 等的统计显示,轻度、中度和重度肘管综合征患者需要手术干预的概率分别为21%、33%、66%,因此认为保守治疗主要适用于轻度肘管综合征患者。

(二) 手术治疗

当非手术治疗效果不佳或肘管综合征症状严重时,建议行手术治疗。常见的手术方式是简单松解、内上髁切除术和尺神经转位术(皮下、肌内或肌下)。

1. 开放松解手术 沿肘部内侧切开,松解尺神经表面的筋膜结构。开放手术需在鹰嘴和内上髁之间做一 4 cm 的切口,而镜下减压则仅需 2 cm 切口。远端需松解 Osborne 韧带和尺侧腕屈肌的浅筋膜和深筋膜,近端则松解肱三头肌内侧和内侧肌间隔之间的筋膜。该开放松解术可做到内侧上髁近端和远端约 6 cm 范围内的减压。术中应避免神经的环状剥离,以减少血管断流并避免产生神经的过度活动。手术后允许早期运动。

2. 关节镜松解手术 如图 3-5 所示。患者取侧卧位,止血带置于上臂。建立标准的后外侧入口作为关节镜观察入口。从这个位置可观察鹰嘴窝和关节内侧沟。经三头肌建立标准的后正中入路,使用刨削器和消融电刀清理后脂肪垫并观察肘关节的后内侧。完整清理肘关节的后内侧,直至获得后内侧关节囊和内侧沟的清晰视野。若视野不够,可以做额外的辅助切口放置小拉钩。清理组织后,镜头从后外侧入路继续观察,将篮钳经后正中入路置入关节腔,贴近肱骨逐步小心地切除后内侧关节囊。切开后可见尺神经,应避免使用刨削器以保护神经。后内侧关节囊的切除范围,从内上髁近端 3~4 cm 处开始,向下至内侧副韧带前部水平,从近端至远端进行,此时尺神经逐步显露并与下方软组织分离。为确保尺神经从内上髁近端松解至内侧副韧带后缘,并切除整个后内侧关节囊,须反复探查。肘部弯曲时,压迫神经的主要是浅表的 Osborne 韧带(肘管支持带),因此松解手术的目标是使尺神经获得足够的自由度,屈肘时向外侧位移。术后第二天鼓励患者开始全方位活动。

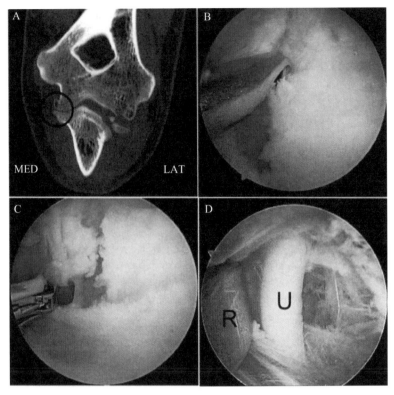

图 3 - 5 肘关节镜下滑膜松解切除

注:A. CT 扫描图像显示内侧沟骨赘(MED 内侧,LAT 外侧);B. 关节镜下内侧沟骨赘清理(较安全的做法是将磨钻换成无齿的刨削刀);C. 在镜下或开放松解后内侧关节囊有助于恢复屈肘活动度,图中为篮钳松解后内侧关节囊;D. U=尺神经,位于后内侧关节囊后方,用牵开器(R)牵开肱三头肌的内侧边缘可显露。

第四章 腕关节

第一节 腕关节镜及其应用概述

关节镜检查应用于腕关节已有数十年,但因腕关节腔隙狭小,早期关节镜手术难以普及。随着手术设备和技术的进步,近年来腕关节镜手术得到了快速发展。目前,腕关节镜检查和手术主要集中在桡腕关节、腕中关节及远端桡尺关节三个关节腔内进行,符合关节镜手术的腕关节疾病谱也逐渐增加。

一、设备

1. 关节镜检查系统 配有显示器、摄像系统及光源,采用照明持久且质量高的氙气灯和 LED 代替卤素灯。录制装置可将图像或视频保存、记录,同时提供打印功能,方便获取术中图片和视频资料。

2. 关节镜 腕关节镜一般采用 30°角、镜头直径较小的型号(如直径为 1.9 mm、2.4 mm 和 2.7 mm)。为避免腕关节外的手术器械之间相互影响,一般选用长度较短的关节镜(60～80 mm)。选用钝头穿刺针芯以避免损伤腕关节软骨,外鞘可连接灌洗装置。

3. 手术器械 由于腕关节腔隙较小,手术器械也设计得小巧精确。常用的包括射频、刨削头及磨头(直径 2～3 mm,长 6～8 cm)、探针和抓钳。此外,空心针用于运送缝线,小锚钉用于修复韧带。

4. 牵引装置 适当的轴向牵引力可拉开腕关节间隙,使腕骨间分离,方便准确制备腕关节镜入路,也有利于关节镜镜头和操作器械进入关节腔内实施操作。一般 5～7 kg的牵引力已足够。这种牵引力可由垂直支架或牵引塔维持。术侧上臂水平固定,肘关节屈曲 90°,手指指向屋顶。牵引力通过固定于手指上的牵引手板或中国指套获得。在关节镜手术中,前臂可在术区自由活动,方便手术的各项操作。

5. 冲洗灌流系统 因腕关节镜的牵引系统能完全达到扩张关节腔的要求,所以冲洗灌流系统可备选使用。冲洗系统确实能有效清理关节腔,同时带走使用射频时产生的热量,保护患者软组织不被烫伤。在手术中,将盐水袋置于高于腕关节约 60 cm 的位置,即可满足腕关节镜所需的压力(约 35 mmHg)。腕关节镜检查中禁用压力泵系统。注意避免过量冲洗,以减少周围组织肿胀。手术开始时,可选择无灌注关节镜检查法,随后根据操作所需选择性地使用灌流系统。

6. 患者体位及手术室布置 患者取仰卧位,肩关节外展 90°并置于侧方的手术桌。将上臂和肘关节固定于桌面,以利于术中操作的稳定性。主刀医师位于患者头部,助手位于术者侧方或对面,关节镜设备置于患者的另一侧。患者上臂近端靠近腋窝处捆绑止血带,确保术中视野清晰。

二、手术入路

根据皮纹皱褶方向选择腕关节入路的水平切口。一般使用较小的 15 号刀片做 2 mm 的小切口。蚊式钳进入切口,推开皮下软组织并进入关节囊。主要关节入路包括桡腕关节入路、腕中关节入路和远端桡尺关节入路(图 4 - 1)。

(一) 桡腕关节背侧入路

桡腕关节背侧入路是根据入路和伸肌间室之间的位置关系来命名的。

1. 桡腕关节 3~4 入路 是腕关节探查最常用的手术入路,位于腕背第 3、4 伸肌间室之间。可使用三圆圈法定位此入路,在 Lister 结节上标记第 1 个圆圈,在第 1 个圆圈的远端标记同样大小的第 2 个圆圈。依此类推,第 3 个圆圈的中心即为 3~4 入路的准确位置。

2. 桡腕关节 6R 入路 是第 2 个需建立的入路,位于腕关节内侧尺侧腕伸肌腱的桡侧。通过由外向内法建立,即镜头于 3~4 入路内指向尺侧,可根据透照法确定 6R 入路,通过针尖确定其准确位置。

3. 桡腕关节 4~5 入路 位于第 4、5 伸肌间室之间,从 6R 入路向桡侧旁开 1 cm 建立。此入路目前较少采用。

4. 桡腕关节 6U 入路 位于腕关节内侧尺侧腕伸肌腱的尺侧,主要作为灌洗液的排水口。在建立此入路时,务必注意避免损伤尺神经背侧感觉支。

5. 桡腕关节 1~2 入路 位于桡骨茎突上方,第 1、2 伸肌间室之间,可在茎突远方凹陷处定位此入路。

(二) 腕中关节入路

1. 腕中关节尺侧入路 是最简单的腕中关节入路。通过触摸尺侧 4 块腕骨之间的凹陷,并利用针尖确定入路方向,顺倾斜角将针尖置于远、近排腕骨之间。

2. 腕中关节桡侧入路 位于桡腕关节 3~4 入路远侧 1 cm 处。这一入路的建立通常是在腕中关节尺侧入路完成之后,利用透照法协助定位。

3. 舟骨及大、小多角骨入路 位于拇长伸肌腱和桡侧伸腕肌腱之间。定位较困难,可用透照法协助定位。

（三）远端桡尺关节入路

1. **远端桡尺关节入路** 位于三角纤维软骨复合体（triangular fibro-cartilage complex，TFCC）下方。通过 3～4 入路置入关节镜，镜头朝向 TFCC，可用透照法协助定位。此入路主要用于探查 TFCC 深面。

2. **直接小凹入路** 用于探查 TFCC 小凹止点。腕关节后旋，在尺骨头上方和茎突前方可触及一凹陷，经此小凹建立入路。

3. **远端桡尺关节近侧入路** 位于远端桡尺入路近端 1 cm 处，临床较少应用。

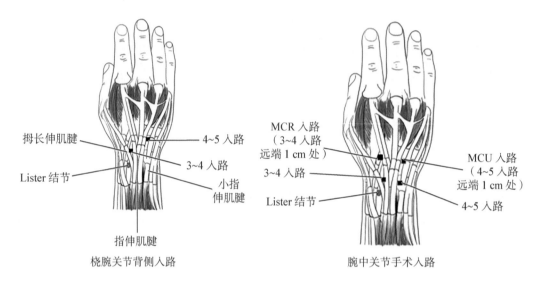

桡腕关节背侧入路　　　　　腕中关节手术入路

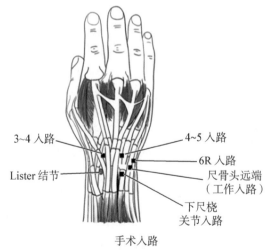

手术入路

图 4-1　腕关节镜手术入路

第二节　腕管综合征

一、流行病学特征和病因

腕管综合征(carpal tunnel syndrome，CTS)是正中神经在腕管时受压迫而发生的神经性疾病，是临床最常见的神经卡压综合征，多见于30～60岁的女性。腕管综合征的诱因包括外源性压迫、腕管变小或腕管内容物增多、体积变大、怀孕、类风湿性关节炎、糖尿病、腕部创伤和腕部长期劳损等。

二、临床表现

(一) 病史

患者首先会感到拇指、食指、中指指端麻木或疼痛，尤以中指最为明显，且持物无力。夜间或清晨症状最重，夜间可痛醒，适当抖动手腕可减轻症状。有时疼痛可延伸至前臂。病情严重时大鱼际肌肉会明显萎缩。随着疾病进展，可造成神经传导功能障碍，重者可导致神经永久性损害，使手的部分功能永久性丧失。

(二) 体格检查

正中神经支配区感觉异常、痛觉麻木、大鱼际萎缩、拇指外展无力、蒂内尔征(Tinel sign)阳性、腕掌屈试验(Phalen test)阳性等。拇指外展力量减弱和正中神经支配区域的痛觉减退是诊断腕管综合征的重要依据。拇指外展力量测试：患者抬起拇指垂直于手掌，检查者在拇指末节指骨处施加向下的力量，肌力减弱则为阳性。

三、辅助检查

(一) 电生理检查

电生理检查包括神经传导测试和肌电图，是腕管综合征诊断的"金标准"，其诊断敏感度为49%～84%，特异度为95%～99%。

(二) 神经超声检查

神经超声检查作为电生理检查的补充检查手段可用于评价肌肉和神经的状态。超声可以直接观察腕部解剖结构的异常，并发现正中神经受压的特征及占位情况。

(三) MRI检查

MRI检查可清晰显示腕管各解剖结构，并早期探测正中神经的潜在病理状态，为诊断及手术评估提供有力的证据支持(图4-2)。

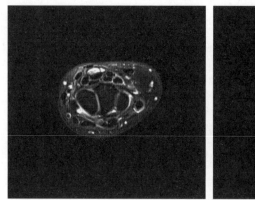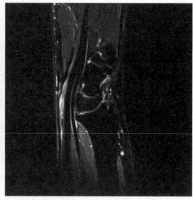

图 4-2　腕管综合征的 MRI 表现

然而,每种检查都有其局限性。因此,结合临床症状与电生理检查是诊断腕管综合征的常用方法。

四、鉴别诊断

1. 末梢神经炎　以手指麻木为主,疼痛较轻,多呈双手对称性感觉障碍。

2. 神经根型颈椎病　特点是疼痛呈放射性,从颈部、肩部向远端放射,患者同时出现颈部、肩部、上肢以及手部症状,疼痛与颈部活动相关。颈椎 X 线和 CT 检查可显示颈椎退行性改变,颈椎 MRI 检查可以确诊。疼痛与感觉障碍范围较广,肌电图可以提供鉴别诊断依据。神经根型颈椎病与腕管综合征均有手指麻木、疼痛症状,二者可能同时存在,须仔细鉴别。

五、治疗

(一) 保守治疗

腕管综合征具有自限性,一般通过保守治疗即可消除症状。常用的保守治疗方法包括小夹板固定腕关节于中立位、口服消炎止痛药、改变腕关节的活动方式(避免过度屈腕或伸腕)等。腕管内或腕管旁注射激素可改善部分患者的症状,但复发率较高。

(二) 手术治疗

如保守治疗无效,则可采用开放或关节镜微创手术切开腕横韧带减压,可消除或改善大部分患者的症状。术后恢复通常需要数天至数周。手术治疗主要分为开放手术和关节镜手术,均须切开腕横韧带。随着腕关节镜手术技术的不断提高,关节镜在腕管松解术中的应用也日趋广泛。以下就常用的关节镜下双切口腕管松解术作一简要介绍。

(1) 皮肤的入口入路位于掌侧腕横纹近端 1 cm 处,在掌长肌腱尺侧做 1 cm 长的横切口,插入空心套管,并以钩状骨作为支撑点,保持套管纵轴与掌长肌腱平行。

(2) 建立皮肤出口入路时,拇指最大外展,在拇指尺侧画一与腕横纹平行的直线,沿中指和环指间画一条直线与拇指尺侧的直线相交,在两条直线的交角处做平分线,在交点处沿角平分线的近端1cm处做1cm横切口。

（3）入口入路先插入空心套管,再从套管远端插入推刀,刀头抵住屈肌支持带远端,切开远端屈肌支持带5mm。三角刀切开中部,钩刀切开远端。探钩检查确保屈肌支持带完全切断。

（4）术毕检查有无活动性出血,关闭皮肤切口,腕管部进行加压包扎。

（5）术后腕关节活动不受限制。术后1个月左右可以完全恢复正常的工作及体育活动。

第三节　三角纤维软骨复合体损伤

三角纤维软骨复合体(TFCC)位于尺骨和近排腕骨之间,其近端部分参与远端桡尺关节的组成,对维持远端桡尺关节及尺腕关节的稳定性至关重要。解剖上TFCC包括以下5个部分:纤维软骨盘及类半月板,腕掌侧的尺腕韧带（尺月韧带及尺三角韧带）,腕掌、背侧的桡尺韧带（均包括深支和浅支）,尺侧副韧带,以及第5、6背侧伸肌腱鞘管的底。

TFCC的急性和慢性损伤是导致尺侧腕痛的常见原因。

一、病因

1. 急性损伤　一般由外伤引发,如尺骨远端和腕骨近端之间的压缩或剪切应力。

2. 慢性损伤　与退行性损伤相关,在尺骨正变异和尺腕撞击综合征的患者中更为常见。

二、临床表现

（一）病史

常见主诉为尺侧腕痛,也可出现腕部力量减弱、活动迟滞或捻发音以及远端桡尺关节不稳等症状。本病多发生在年轻及活跃的个体,常见于摔倒时腕背伸位撑地的情况,或作为桡骨远端骨折的并发症。TFCC损伤通常不会导致远端桡尺关节不稳定,但损伤常会引发腕关节疼痛,特别在剧烈活动或进行各类使用腕关节较多的体育运动时。

（二）体格检查

1. 明确腕关节尺侧的压痛点　TFCC的触诊区域近端为尺骨远端,远端为豌豆骨,背侧为尺骨茎突,掌侧为尺侧腕屈肌腱。这一区域的触痛即为尺侧陷凹征阳性,其对尺三角韧带损伤或TFCC小凹撕脱具有高敏感度和特异度,分别为95.2%和86.5%。

2. 远端尺桡关节的稳定性检查　在固定尺骨的同时,检查前臂中立、旋前、旋后位下的远端尺桡关节稳定性。若与正常侧对比,偏移增加则为阳性。钢琴键试验也可以用来检查远端尺桡关节的稳定性:被检查者手掌平放在桌上,腕关节极度旋前位,检查者在尺骨远端向掌侧施加压力,尺骨向掌侧移动并在下尺桡关节处产生疼痛即为阳性。

三、辅助检查

(一) X 线检查

常规拍摄腕关节的正侧位 X 线片,以评估腕关节和远端桡尺关节的病理改变、变异和结构紊乱。由于桡骨远端和尺骨在位置关系上的差异,推荐前臂置于 0°或中立位,肩部外展 90°,肘部屈曲 90°。观察 X 线片时,应确保尺骨茎突距桡骨的距离达到最大,否则须调整腕关节旋前或旋后。

(二) CT 关节造影

CT 关节造影对中央型撕裂的敏感度相对较高,对外周型撕裂的敏感度相对较低。

(三) MRI 检查

MRI 是常用的 TFCC 损伤影像学检查方法,能准确显示局部撕裂和中央或径向 TFCC 病变,但对外周病变的敏感度较低(图 4 - 3)。

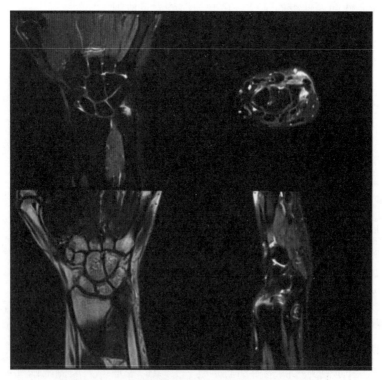

图 4 - 3　三角纤维软骨复合体(TFCC)的 MRI 表现

（四）腕关节镜检查

腕关节镜检查包括 3 种镜下试验。

1. 弹簧床征　用于评估 TFCC 整体弹性。正常情况下 TFCC 如同紧绷的弹簧床，若失去此效果，通常提示 TFCC 的深、浅支完全撕脱。

2. Hook 征　观察当 TFCC 的尺骨附着点被推向桡骨时，TFCC 表面是否呈波纹形状。检查时，将探钩置于 TFCC 下方并牵拉。若 TFCC 表面呈波纹形状，则试验阳性，表明 TFCC 小凹止点深支与浅支同时损伤。

3. 幽灵征（反弹簧床试验）　是通过将探针置入远端桡尺关节来观察 TFCC 是否拱起如"幽灵"状。该试验在单纯深支损伤的患者呈现阳性。

四、鉴别诊断

TFCC 损伤需与桡骨远端骨折、尺骨茎突骨折、远端尺桡关节不稳定、腕管综合征、月三角韧带损伤、钩骨钩骨折、尺动脉血栓形成、豆三角关节炎或尺侧腕伸肌腱鞘炎相鉴别。

五、治疗

（一）保守治疗

对于急性 TFCC 损伤，大多数患者可先试行保守治疗，即用石膏或支具固定腕关节 4 周。

（二）手术治疗

对于有症状的慢性 TFCC 损伤或合并远端尺桡关节或桡腕关节不稳定的患者，则需考虑手术治疗。开放手术切口大，术后关节容易僵硬，尤其在旋转运动时。关节镜手术可更好地观察损伤组织，镜下修复技术相对简单，并能最大限度地减少腕关节僵硬的发生。TFCC 损伤的常用分型包括 Palmer 分型和 Atzei 分型。根据 TFCC 损伤分型的不同，可选择关节镜下 TFCC 的修复重建方法，包括"单圈"缝合法修复 TFCC 周围型撕裂、"双圈"缝合法修复 TFCC 背侧大撕裂、关节镜辅助 TFCC 小凹止点重建及关节镜下游离肌腱移植重建 TFCC 等。以下简单介绍"单圈"缝合法修复 TFCC 周围型撕裂，如图 4－4 所示。

患者取仰卧位，采用区域神经阻滞麻醉和全身麻醉相结合的麻醉方式。手臂绑缚固定，对腕关节施加纵向牵引力。前臂轻度旋后、尺骨茎突略偏向背侧。经桡腕关节 3～4 入路置入关节镜镜头。首先常规检查桡腕关节，然后将镜头指向腕尺侧的 TFCC 处。使用经皮透照法定位 6R 入路。将刨削刀头由 6R 入路置入后，刨除关节腔内的增生滑膜组织。使用探钩实施以下 3 个试验：弹簧床征、hook 征和幽灵征，以明确 TFCC 的损伤情况。

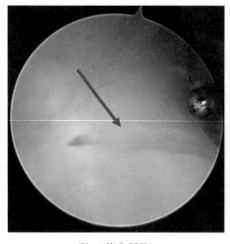 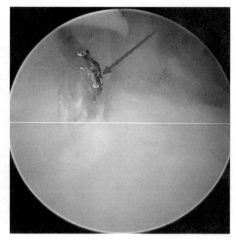

裂口(箭头所示)　　　　　　　　　　修补后(箭头所示)

图 4-4　TFCC 损伤关节镜下图像

在 6R 入路近端约 1 cm 处、尺侧伸腕肌腱桡侧,使用经皮透照法定位并建立进远端桡尺关节的入路。针尖从适当位置穿出 TFCC,再于体表作一横向小切口。使用蚊氏钳分离软组织,避免损伤伸肌腱,直至到达背侧关节囊。

一般选用 4-0 可吸收缝线进行缝合。先在关节外将缝线做好套圈,再穿过 21 号注射器针。另一根单线穿过关节囊后达 TFCC 的尺侧。使用蚊氏钳将两缝线经 6R 入路拉出关节外。单线穿过套圈后,从远端桡尺关节入路拉出套圈。在关节外将单线拉回后,再次穿过 TFCC 和关节囊,形成一个单线的水平褥式缝合,拉紧并闭合 TFCC 周缘的裂口。此单线的两端同时从远端桡尺关节入路拉出,背伸尺偏腕关节后打结。冲洗并缝合切口,最后加压包扎腕关节。

术后短臂石膏背伸尺偏位固定腕关节 6 周,随后开始康复训练。术后 3 个月,逐渐恢复正常体育活动。

第五章 髋 关 节

第一节 髋关节镜及其应用概述

一、设备

1. 手术室

(1) 手术侧或后方:外科医师、洗手护士、器械手术台以及无菌手术台(最常用器械,置于患者上方)。

(2) 对侧或前方:关节镜塔台和屏幕。

2. 手术床

(1) 仰卧位:患者仰卧于标准骨科手术台,配有会阴柱和牵引装置(图 5-1)。对侧髋部外展或屈曲,为 C 臂机留出空间以便透视。

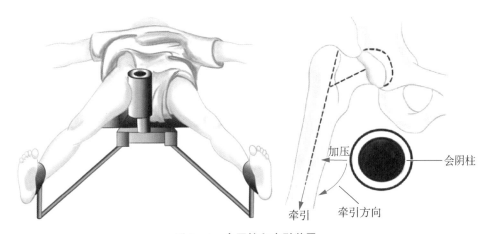

图 5-1 会阴柱和牵引装置

(2) 侧卧位:①手术侧髋部在上,保护腋下神经血管结构;②对侧腿下方放软垫,注意保护腓总神经;③配备会阴柱和牵引装置;④如有需要,移动 C 臂机于手术台下进行透视。

（3）会阴柱：作为术侧大腿内侧的良好填充物，提供反牵引力，保护会阴。

3. C臂透视机　明确牵引与入路位置；须用无菌专业敷料包扎以防感染。

4. 关节镜

（1）30°镜：常用于观察髋臼中部、股骨头及髋臼上部，也适用于观察周围腔室。

（2）70°镜：适合观察髋臼盂唇、髋臼缘、前方关节囊、髋臼窝下方以及髋关节的周边部位。

5. 流体泵　可选设备，具有针对不同关节的流量和压力选择。

6. 专用穿刺针　用于建立手术通道。

7. 关节镜手术操作工具

（1）长套管，配备钝头和尖头穿刺器（直径4.5、5.0、5.5 mm），一般不推荐使用尖头穿刺器。

（2）关节镜探针，用作探查。

（3）带角度操作器械，用于股骨头周围操作。

（4）有槽套管，与带角度操作器械配套。

（5）电凝装置。

（6）长的电动刨削器和磨钻头。

（7）改良的半月板咬合器。

（8）长而窄的刮匙和咬合器。

（9）微骨折锥子。

（10）缝线传递工具，如过线器和抓钳等。

二、手术入路

无论仰卧位还是侧卧位，大多数外科医师在进行髋关节中央间室关节镜检查时，主要选择前外侧、前方和后外侧入路作为基本入路（图5-2），可触及的解剖标志包括髂前上棘（anterior superior iliac spine）、股骨大粗隆、股动脉搏动、耻骨联合和股骨干。

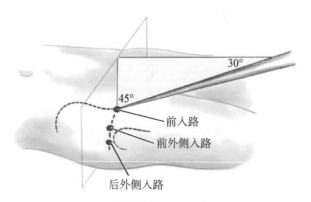

图5-2　髋关节镜手术的基本入路

1. 前外侧/大粗隆旁前入路

（1）此入路始于大粗隆的上前方，穿过臀中肌和臀小肌，紧贴股骨头进入髋关节，确保穿刺针头远离股骨头。

（2）此入路通常是建立的第一个入路，因其易进入关节腔、操作可重复性好，且损伤周围神经血管风险较小。

（3）通常在牵引时透视下进行。

（4）可调整定位至前方股骨颈，以便进入外周腔室。

（5）其他入路均在关节镜直视下建立。

（6）偶尔会在进入外周室后建立此入路。为了减少损伤盂唇风险，可在关节镜监视下辅助建立。

2. 前方入路

（1）文献中描述了多种前方入路。

（2）最常见的一种是经髂前上棘向下与身体纵轴的平行线与大粗隆上缘水平线的交点进入。

（3）关于入路进针角度，开始时将针头向头侧倾斜 45°，并向中线倾斜 30°，但实际角度因患者而异。

（4）针头穿过股直肌和股四头肌，避免穿透髂腰肌肌腱。

（5）另一常见的前方入路是在前外侧入路前方/内侧以远 7 cm 处的皮肤做切口（资深医师首选）。

（6）即使前方髋臼过度包容，也易进入中央腔室。

（7）减少了股直肌和股外侧皮神经损伤风险。

（8）盂唇修复时，可提供更佳的盂唇前方铆钉植入角度。

3. 后外侧入路

（1）此入路始于与前外侧入路平行的大粗隆后上方约 1 cm 处的后缘。然后，穿过臀中肌和臀小肌，穿刺针朝向关节镜镜头，可以观察到其通过盂唇和股骨头之间的关节囊进入关节腔。

（2）可观察结构包括股骨头的后方、关节盂唇和关节囊后方和后下方、髂股韧带下缘、后方圆韧带、髋臼关节面侧面和前方。

（3）主要风险为坐骨神经损伤。在后方髋关节囊的水平上，坐骨神经距离此入路平均 2.9 cm。

（4）建立入路时，保持股骨处于中立或轻微内旋，以旋转神经使其远离大粗隆后缘。

（5）外旋会导致大粗隆向后移动，减少坐骨神经与该入路之间的安全范围。

（6）臀上神经在两个侧方入路的上方约 4.4 cm 处。

4. 粗隆周围入路 对于侧卧位患者，部分医师会选择粗隆周围入路代替基本入路。粗隆周围入路包括股骨粗隆前上入路（位于上方粗隆脊前中 1/3 交界处）和股骨粗隆后上入路

（位于上方粗隆脊后中 1/3 交界处）。这两个入路都要尽可能贴近骨头，冠状面朝向股骨颈。

5. 辅助前外侧或远端前外侧入路　此入路位于大粗隆前缘，距前外侧入路远端 3～5 cm，用于进入外周腔室（如游离体摘除、凸轮型髋臼撞击征的股骨头成形术、滑膜切除术和髂腰肌松解术）。

6. 中-前外侧入路　位于前入路和前外侧入路连线的中点以远约 2 cm 处，适用于股骨颈清理术和盂唇修复时前方铆钉植入。

7. 近端前外侧入路　此入路在前外侧入路的近端 4 cm 处，与股骨的轴线一致，主要用于到达外周间室，进行股骨头颈部的骨赘切除和髋臼缘应力性骨折的内固定治疗。

8. 股骨粗隆周围操作入路（如股骨大粗隆疼痛综合征）

（1）首选前入路，位于阔筋膜和缝匠肌间隙内、髂前上棘外侧 1 cm 处。下肢完全伸直，内收 0°，内旋 10°～15°；向后直接穿刺，在髂胫束和大粗隆之间来回滑动以制造操作空间。

（2）远端后入路：位于大粗隆中线后 1/3，大粗隆顶端与粗隆连线中点，用于远端手术操作（例如髂胫束松解）。

（3）可选的第三入路：位于大粗隆顶近端，与远端后入路平行，主要用于更近端的一些操作。

三、适应证

1. 游离体　由创伤、滑膜软骨瘤病、骨关节炎和 Legg-Calve-Perthes 病等导致的游离体，是髋关节镜的明确适应证。

2. 钙化　包括骨化与非骨化，如骨软骨性、软骨性、纤维性或异物性。

3. 盂唇病变和撕裂

（1）盂唇撕裂的成因尚无定论，可能与骨性撞击或反复应力、扭转有关。

（2）通常表现为中度至重度、尖锐或钝性的活动相关性腹股沟疼痛。

（3）患者常有夜间疼痛和机械性交锁症状。

（4）盂唇病变易被忽视，平均诊断时间为 21 个月。

（5）超过 80% 有症状但无创伤病史的患者都有相关的骨科疾病（髋关节撞击综合征、髋关节发育不良）。

（6）撞击试验阳性。

（7）大多数撕裂发生在前侧或前外侧，尤其在无血管的内侧部分。

（8）髋关节后脱位后可能引发桶状撕裂，妨碍闭合复位。

（9）对于盂唇撕裂是否会导致骨关节炎的进展，有待进一步研究。

（10）50% 以上的盂唇撕裂伴有相关的软骨损伤。

4. 髋臼或股骨头的软骨病变

（1）病变绝大多数发生在髋臼的前象限。

（2）大部分与盂唇撕裂有关。

（3）侧向冲击损伤可以发生在大转子受到撞击后。

（4）软骨损伤等级是影响手术结果的重要因素。

（5）软骨破坏、丢失（尤其是股骨头）预示关节镜手术预后不良。

5. 圆韧带断裂

（1）圆韧带撕裂可导致髋关节疼痛。

（2）在接受髋关节镜检查的运动员中，圆韧带撕裂是第三种最常见的病理现象。

（3）即使无髋关节半脱位或脱位，扭伤后也可能发生。

（4）与骨关节炎和髋关节发育不良有关的非创伤性退行性病变。

（5）影像学和体格检查结果不具特异性。

（6）典型症状为腹股沟疼痛和机械性症状。

（7）患者行走时可能避免伸直髋关节。

6. 退行性疾病

（1）髋关节镜的应用须谨慎。

（2）相较于影像学检查正常的患者，髋关节 X 线片显示明显退行性改变患者的术后效果更差。

7. 髋关节脱位后持续疼痛　79%～92% 的外伤性髋关节脱位患者关节镜下可见关节内骨软骨游离体，尽管有些在 X 线和 CT 检查中未发现游离体。

8. 股骨头坏死或缺血性坏死

（1）对于早期病变，须解决伴随病变（如游离体、滑膜炎、软骨瓣和盂唇撕裂），并在检查过程中对股骨头缺血性坏死进行精确分期，以便进行可能的血管重建手术。

（2）对于有股骨头塌陷的终末期病变，关节镜手术无效。

（3）对于早期股骨头缺血性坏死合并游离体并手术成功取出的，治疗效果最佳。

（4）在髓心减压手术中，关节镜手术可确保无关节穿透及减压处在无血管区域内。

9. 滑膜疾病　包括炎症性关节炎、滑膜软骨病、色素沉着绒毛结节性滑膜炎（PVNS）。关节镜手术为姑息性手术，难以完全切除滑膜，也可用于诊断性活检。手术效果部分取决于关节软骨的完整性。

10. 股骨髋臼撞击综合征　2003 年，Ganz 等正式提出股骨髋臼撞击综合征的概念并对其进行系统描述，分为凸轮撞击和钳夹撞击，多数患者两种情况同时存在。

（1）凸轮撞击：非球形的股骨头与髋臼前部相撞，特别是在髋关节屈曲时。原因包括头颈部偏移不良、创伤后畸形、股骨头骨骺滑脱、股骨后移、股骨头缺血性坏死合并扁平畸形、Legg-Calve'-Perthes 病的后遗症。

（2）钳夹撞击：髋臼的过度覆盖前部或髋臼后倾。原因有髋臼后倾、深髋臼和髋臼内陷。

11. 非外伤性不稳定　病变是由髂股韧带缺失导致的关节囊松弛；髋关节的内源性骨性不稳较肩关节少见；目前该病变的定义还未明确，可能与胶原血管病变（如 Ehlers-Danlos 综合征）有关。

12. 感染性髋关节的灌洗和清创 全髋关节置换术后感染可通过关节镜进行灌洗和清创,但须满足以下条件:早期诊断、假体固定稳定、微生物药物敏感试验确切。长期或复发性感染、骨髓炎、关节囊外脓肿(术前 CT 或 MRI 检查评估)则是关节镜手术的禁忌证。

13. 粘连性关节囊炎 该病表现为疼痛性活动受限,常有诱发事件(如摔倒或扭伤);好发于中年妇女;影像学检查通常无异常。

14. 异物 包括子弹、断裂的环扎股骨粗隆的钢丝、脱落的髋臼螺钉等。

15. 全髋关节置换术后疼痛 关节镜手术可用于处理全髋关节置换术后疼痛。具体包括:对金属与金属之间磨损导致的股骨头颈部连接处的多孔琐屑进行清创处理;当髋关节抽吸阴性但临床高度怀疑感染时,进行滑膜活检以评估感染;去除瘢痕组织和粘连组织;去除断裂或移位的钢丝。

16. 骨软骨剥脱 该病变很少发生在髋关节,可通过关节镜切除剥脱的碎块,并进行微骨折手术。

17. 骨折 股骨头的 Pipkin 骨折,即股骨头骨折合并髋关节后脱位。

18. 结晶性髋关节病(痛风和假性痛风) 该病可能表现为极度的髋部疼痛,如果仅限于髋部,则难以诊断,因患者可能血清尿酸水平正常,MRI 仅显示关节积液。

19. 软骨囊肿 在合并髋关节僵硬的 Legg-Calve'-Perthes 患者,髋关节镜可发现局灶性和可压缩的软骨病灶。

20. 遗传性多发性外生骨疣 病灶在髋关节,可引起髋关节疼痛和活动受限。

21. 圆韧带的巨细胞肿瘤 有文献报道了一名 46 岁女性患者,大腿和髋部疼痛,髋关节活动受限,撞击征阳性;MRI 检查显示盂唇撕裂。该患者于关节镜下成功切除肿瘤。

22. 小儿髋关节疾病 包括 Legg-Calve'-Perthes 病(如游离体)、髋关节发育不良(须解决截骨术后的盂唇撕裂,以纠正潜在的发育不良)、化脓性关节炎,以及青少年类风湿性关节炎。

23. 顽固性髋关节疼痛 对于保守治疗和关节内注射无效、影像学检查阴性但有明显症状的患者,约 40% 可以通过关节镜诊断。

24. 关节外情况 包括弹响髋综合征、髂腰肌滑囊炎和大转子疼痛综合征(髂胫束肌腱炎、大粗隆滑囊炎和臀中肌小肌腱的撕脱)。

第二节 髋关节撞击综合征

髋关节撞击征也称为股骨髋臼撞击(femoral acetabular impingement,FAI)综合征,是指由于股骨头和髋臼解剖形态异常,在髋关节屈曲、伸直或旋转等终末运动时发生股骨头颈交界部与髋臼边缘异常接触或撞击,从而导致髋臼盂唇和髋臼边缘的软骨损伤,最终可能引发髋关节骨关节炎。

一、流行病学特征

症状性 FAI 综合征的具体发病率尚不明确。研究显示,约 87% 主诉有髋关节疼痛的年轻患者影像学上呈现 FAI 综合征的特征。早期的数据表明,40%～50% 的髋关节骨性关节炎与 FAI 综合征相关。FAI 综合征骨性异常患者可能长时间无症状,但部分可能逐步进展为骨关节炎。

二、病因

骨性异常是造成 FAI 综合征的最主要原因。在股骨侧的畸形称为 Cam 畸形,即凸轮畸形;髋臼侧畸形称之为 Pincer 畸形,即钳夹畸形。这两种畸形都会导致髋臼边缘或者股骨头受到反复撞击,造成盂唇与软骨损伤,进而可能发展为骨性关节炎。有些病例凸轮畸形和钳夹畸形并存。骨性异常患者若频繁反复参与足球、滑雪、舞蹈、体操及瑜伽等运动,就更容易发生 FAI 综合征。

三、临床表现

(一) 病史

有髋关节过度活动史。腹股沟前方疼痛,屈髋活动时加重。

(二) 体格检查

髋关节屈伸受限($<100°$);髋关节屈曲 90° 时内旋受限($<25°$);撞击试验阳性。

四、辅助检查

(一) X 线检查

1. 前后位片　髋臼过度覆盖;CE 角(中心边缘角)$>35°$;存在交叉征,髋臼内陷,以及非球形的股骨头(即枪柄样畸形)(图 5-3)。

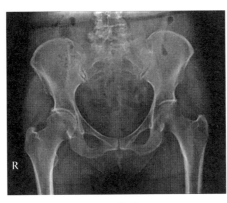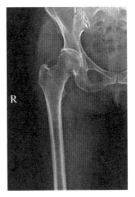

前后位片　　　　　　　　侧位片

图 5-3　髋关节撞击(FAI)综合征的 X 线影像学表现

2. 侧位片 非球形的股骨头,股骨头颈部之间的偏移不足(平坦或凸起),α角＞50°(图 5 - 3)。

（二）MRI 检查

盂唇撕裂,软骨分层、破碎,α角＞50°(图 5 - 4)。

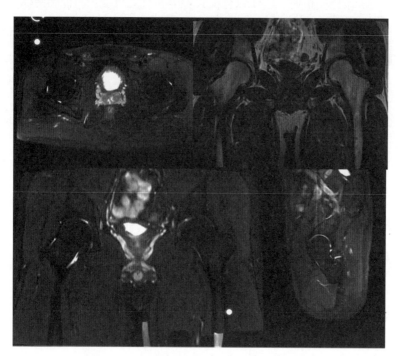

图 5 - 4 髋关节撞击(FAI)综合征的 MRI 表现

五、鉴别诊断

FAI 综合征须与多种疾病进行鉴别,包括髋关节发育不良、骨坏死、大粗隆周围滑囊炎、股骨颈应力性骨折、髂腰肌肌腱炎、股直肌拉伤、内收肌拉伤、肿瘤、感染、Perthes 病、其他原因的髋关节炎(如类风湿性关节炎)和腰椎间盘突出等。

FAI 与临界性髋关节发育不良(CE 侧角为 20°～25°)的鉴别诊断最为困难。与 FAI 综合征相比,髋关节发育不良的患者更可能有与活动有关的内收肌疲劳史,髌骨恐惧试验阳性,髋关节屈曲和内旋范围更大。FAI 综合征患者症状多与髋关节屈曲相关,且屈曲和内旋的范围减小。MRI 检查可见髋关节发育不良合并的盂唇肥大和软骨下硬化。

六、治疗

（一）保守治疗

主要包括休息、限制活动和物理治疗,但疗效不确定。

（二）手术治疗

当 FAI 的症状通过调整活动、药物治疗等方式仍未得到改善，则建议进行手术治疗。手术目的是恢复无骨性撞击的正常功能性活动范围，并修复盂唇和软骨损伤。手术技术包括髋关节脱位、髋关节周围截骨、髋关节镜手术以及关节镜联合有限切开的开放手术。具体选择须综合考虑多种因素，如医生的手术偏好。以下简要介绍髋关节镜技术。

髋关节镜在临床使用日益广泛。由于髋关节的特殊解剖结构，手术视野和操作均具有挑战性。对于哪些 FAI 综合征患者最适合进行髋关节镜手术，目前尚无统一标准。通过髋关节镜可以对 FAI 综合征患者施行骨软骨成形术（图 5-5），但在支持带血管近端和后方进行骨软骨成形术难度较大。经验丰富的髋关节镜医师能进行骨软骨成形和盂唇修复，但对于缺乏大量实践经验的医师来说，学习曲线可能较长。对髋关节发育不良患者的髋关节镜检查和盂唇修复手术，疗效可能不佳。由于关节镜视野有限，术前和术中须进行透视，以确保理想的骨软骨成形效果。

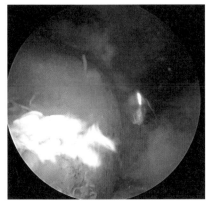 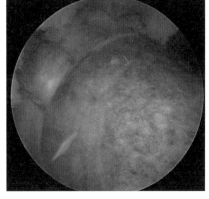

股骨头成形前　　　　　　　　　　　　　　股骨头成形后

图 5-5　髋关节镜治疗髋关节撞击（FAI）综合征

注：由美国 Mayo Clinic 骨科与运动医学中心 Aaron Krych 教授提供。

七、小结

FAI 综合征概念的提出已近 20 年，治疗理念和方案亦在不断发展。髋关节镜手术的持续发展与完善，为 FAI 综合征的精准治疗提供了可能，并逐渐建立了系列标准技术，这是微创关节镜技术带来的革命性变革。

第三节　髋关节盂唇损伤

髋关节盂唇是指髋臼窝外缘的软骨环，除了缓冲髋关节受到的冲击力，还具有类似橡胶密封圈的作用,有助于将股骨头牢固固定在髋关节窝内。冰球、足球、橄榄球、高尔夫和芭蕾舞等运动的参与者,发生髋关节盂唇损伤(labral tear of the hip joint)的风险更高。此外,髋关节的解剖结构异常,如FAI综合征或髋关节发育不良也可能导致髋臼盂唇撕裂。

一、流行病学特征

目前关于髋关节盂唇撕裂的确切发病率并不清楚,这主要是因为盂唇撕裂多继发于外伤或骨性解剖结构异常。

二、病因

盂唇撕裂可由多种原因引起,主要包括以下几个方面。

1. 解剖结构异常　这类异常往往导致髋关节运动异常,进而引起髋关节盂唇撕裂。FAI综合征患者就是一个典型例子,其股骨头不能正确进入髋臼,这种臼头不匹配引发长期反复的腹股沟疼痛和活动受限,是最常见的盂唇撕裂原因。FAI综合征可影响任何年龄段的人群,若不进行积极治疗,可能逐步出现骨关节炎。

2. 外伤　急性或者慢性髋关节创伤可能导致髋关节盂唇撕裂。这种情况常见于频繁参与高冲击力运动的人群,如冰球、橄榄球、足球和高尔夫运动员。

3. 退行性疾病　骨关节炎是关节软骨慢性磨损的结果。随着时间推移,软骨慢慢被磨损,盂唇变得更为脆弱,更易撕裂。老年人和体重超重者患骨关节炎的风险相对较高。

三、临床表现

(1) 髋关节疼痛或僵硬。

(2) 腹股沟或髋部前方疼痛,并且因长时间站立、端坐或者行走而加重。

(3) 活动髋部时有弹响或交锁感。

(4) 站立不稳。

(5) 盂唇撕裂患者在屈曲、移动或旋转髋关节时,疼痛或不适可能会加重。

(6) 也有可能完全没有症状。

四、辅助检查

(一) X线检查

X线检查可以发现髋关节骨性异常,如股骨髋臼撞击征或骨关节炎,这些异常情况可能导致盂唇撕裂和髋关节疼痛。另外,还可能观察到髋外翻、髋臼后倾、头颈偏置距减小等间接征象。

(二) MRI检查

MRI检查可以显示软组织的更多细节,直接显示髋臼盂唇损伤,如盂唇撕裂的位置和严重程度等。损伤后的髋臼盂唇可能出现信号异常改变,如盂唇水肿导致信号增强。在盂唇基底和髋臼软骨之间可见线状高亮影,在盂唇周围软组织还可能形成囊肿。若盂唇发生纵向撕裂,内部也可能形成囊肿(图 5-6)。

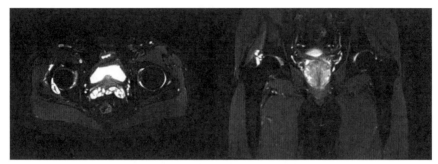

图 5-6　髋关节盂唇损伤 MRI 表现

五、鉴别诊断

髋关节盂唇撕裂的诊断较为复杂,须综合考虑病史、症状、体征及 X 线和 MRI 等影像学资料。由于症状和体征并无特异性,易与髋关节游离体、弹响髋混淆,MRI 有时也难以确诊。因此,本病的诊断有时非常困难,只能采用排除法。对诊断不明但症状明显的情况,可能须借助髋关节镜进行探查。

六、治疗

髋关节盂唇撕裂不会自行痊愈,但休息和其他措施有助于控制轻微撕裂的症状。

(一) 保守治疗

1. 消炎镇痛药物　非甾体消炎药有助于减轻炎症,缓解疼痛。

2. 药物注射　局部注射类固醇等药物可缓解相关症状。

3. 物理治疗　在医生指导下进行拉伸和加强髋部肌肉的特定物理治疗练习,有助于缓解疼痛。

(二) 手术治疗

若症状持续或撕裂严重,则须手术治疗。通常利用髋关节镜进行髋关节盂唇撕裂修复手术(图 5-7)。髋关节镜可明确髋臼盂唇损伤情况,判定损伤部位和类型,并处理损伤盂唇及潜在诱因。主要的手术方式包括:①修复(将撕裂的盂唇组织重新缝合);②重建(使用来自身体其他部位或同种异体的健康组织重建受损盂唇组织);③清理术(清理小块撕裂的盂唇组织)。若合并 FAI 综合征,须同时处理股骨颈和髋臼畸形,防止盂唇再次撕裂。对于钳夹撞击和凸轮撞击,须磨削相关部位,恢复正常形态;若髋臼后倾,须磨除突出的髋臼前缘,恢复前倾状态。

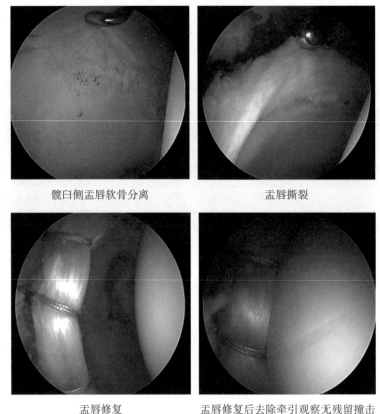

| 髋臼侧盂唇软骨分离 | 盂唇撕裂 |

| 盂唇修复 | 盂唇修复后去除牵引观察无残留撞击 |

图 5-7 髋关节下盂唇修补术

注:由美国 Mayo Clinic 骨科与运动医学中心 Aaron Krych 教授提供。

第四节 臀肌挛缩

臀肌挛缩(gluteus contracture)是一种以臀部肌肉、髂胫束(iliotibial tract)及相关筋膜的挛缩为特征的临床综合征,病情严重时可累及髋关节外旋肌,但髋关节囊很少受影响。这一病症最早由 Fernandez de Valderrama 于 1969 年描述。

一、流行病学特征和病因

臀肌挛缩在全世界均有发生,中国儿童臀肌挛缩的发病率为 $1‰ \sim 2.5‰$。其主要病因是频繁使用苯甲醇稀释的青霉素等抗生素进行肌内注射。在非洲,肌内注射奎宁导致臀部肌肉纤维化也可能引起臀肌挛缩。此外,臀部周围损伤、感染、个体瘢痕体质等因素也与臀肌挛缩有关。

二、临床表现

（一）病史

患者的症状与疾病严重程度有关。外展外旋正常而内收内旋受限是臀肌挛缩的典型特征。

（二）体格检查

1. 下蹲试验　患者下蹲时无法将膝盖并拢。
2. 划圈征　下蹲时，患者会先将双膝分开，完成下蹲动作后再并拢膝盖。
3. 患者下蹲时呈蛙式位　只能在外展外旋位下蹲，蹲下时双髋关节呈外展外旋姿势，双膝不能靠拢，足跟不着地。
4. 交叉征　坐位时，患者无法将一条大腿放到另一条大腿上。
5. 奥伯试验（Ober test）　阳性。
6. 其他　走路外八字步态、摇摆步态、臀部形状异常（扁平或圆锥状）、双下肢不等长、骨盆倾斜以及代偿性腰椎侧弯等。

三、辅助检查

臀肌挛缩主要根据临床症状和体征进行诊断，影像学检查有助于诊断和排除其他疾病。

（一）X线检查

早期X线检查通常显示正常。随着疾病进展，骨盆前后位X线片上会出现与骶髂关节平行的"髂骨高密线"，这是臀肌挛缩的特征性表现，可能与挛缩的臀大肌对后方髂骨外侧皮质的持续牵拉有关。

（二）MRI检查

MRI是诊断臀肌挛缩的首选辅助检查方法。MRI表现为臀大肌明显萎缩并伴有纤维带，在所有序列中均显示为低强度信号，在脂肪抑制序列中最为明显；在晚期病例中，可见臀大肌远端肌腹和肌腱朝内侧回缩，同时股骨近端外旋和髂胫束后内侧回缩。

四、鉴别诊断

有些疾病临床症状与臀肌挛缩相似，须进行鉴别。如急性肌肉损伤或并发骨折、臀部的神经失用性损伤以及髂腰肌脓肿和肌腱炎等炎症。通过详细询问病史、查体，并结合影像学检查，可有效鉴别。

五、治疗

(一) 保守治疗

仅适用于轻度病变或有手术禁忌的患者。保守治疗方法包括按摩、物理治疗及主动和被动的拉伸运动。儿童保守治疗效果更佳,且挛缩程度越轻治疗效果越好。一旦挛缩明显形成,则保守治疗的作用有限。

(二) 手术治疗

手术治疗是所有已确诊的臀肌挛缩患者的"金标准"治疗方法,包括传统的开放手术和髋关节镜手术。手术可以在全身麻醉、腰椎麻醉或硬膜外麻醉下进行。不同手术方法各有利弊,须慎重选择以避免并发症。以下主要介绍髋关节镜松解术。

髋关节镜手术松解臀肌挛缩于 2009 年由中国学者首次报道。该手术对轻中度挛缩的治疗效果确切,重度损伤则手术须慎重。术中须标出所有重要的解剖学标志,如大粗隆、挛缩臀肌的前后边界以及坐骨神经的外侧走向。通常情况下,根据臀肌挛缩情况设置 2~3 个手术入路。在大粗隆周围创建人工操作空间,放入关节镜后,使用射频消融设备从浅层开始切割关节镜下发亮的挛缩带,直至可以自由活动髋关节。须确认松解彻底后方可结束手术。术中确认松解是否彻底的检查包括髋关节内收、屈伸、内旋,奥伯试验,交叉腿和术前可触摸到的条索带被完全松解至不可触及。手术过程中可能会出现肌肉出血,可通过在生理盐水中预防性使用肾上腺素(每 3 000 ml 生理盐水加入 1 mg 肾上腺素维持术中灌注)来减少出血。残留畸形可能导致手术失败。

髋关节镜技术的优点是手术伤口小、手术时间短、恢复快及并发症少。为确保最佳手术效果,病例选择至关重要。

第六章 膝 关 节

第一节 膝关节镜及其应用概述

一、设备

1. 关节镜 是一个棒镜系统，根据视角分为 0、30、70、120 度等不同类型（图 6-1）。

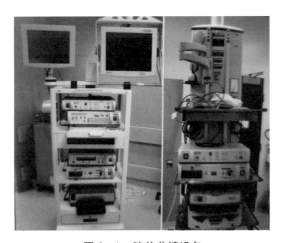

图 6-1 膝关节镜设备

2. 套管和管芯 套管既是保护关节镜的外鞘，又是关节灌注和引流的通道。管芯分为钝头和锐头两种。

3. 监视系统 包含摄像、录像及监视功能，通过监视器画面引导进行操作。

4. 灌注系统 可通过水的重力或灌注泵产生压力，扩张关节，压迫止血，清除关节内出血和游离物。常用的灌注液为盐水或林格氏液。

5. 光源系统 采用冷光源，通过光导纤维与关节镜相连，可调节亮度及色影。

6. 镜下器械 包括探钩、专用手术剪、专用手术刀、半月板切除器、活检钳、刨刀及射频汽化仪等（图 6-2）。

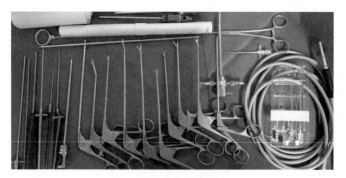

图6-2　膝关节镜器械

二、手术入路

1. 内侧髌下入路　此入路便于观察内侧半月板的后角及外侧半月板的前角边缘。

2. 外侧髌下入路　此入路便于观察外侧半月板的后角、内侧半月板的前角和膝关节交叉韧带等结构。

3. 中央入路　在髌韧带中线、髌骨下极下1 cm处做一小切口,屈膝90°;关节囊被盐水扩张后,将出入水套筒针向股骨切迹方向刺入,无阻力后更换圆头针芯,将膝关节伸直,使套筒沿髌骨下方进入髌上囊,置入关节镜进行观察。通过中央或内侧髌下入路内旋胫骨,可由后交叉韧带与股骨内髁之间的间隙进入后内侧关节间隙。同样,经中央或外侧髌下入路外旋胫骨,可由前交叉韧带与股骨外髁之间的间隙进入后外侧关节间隙。

4. 髌上入路　分为髌上内侧入路和髌上外侧入路。经此入路,将关节镜置于髌股关节之间,可清晰观察髌骨关节面、股骨滑车沟及两者在不同屈膝角度的对合情况。也可经内侧髌上入路行滑膜切除。

5. 膝后内侧入路　此入路主要用于观察膝后内侧关节间隙,包括内侧半月板后角的边缘、后交叉韧带或关节游离体。

6. 后外侧入路　经此入路可观察外侧半月板后侧边缘、腘肌腱、前交叉韧带外侧面等结构。

7. 髌骨旁入路　此入路便于观察髌前脂肪垫及内外侧半月板的前角。

第二节　膝关节韧带损伤

一、内侧副韧带损伤

内侧副韧带(medial collateral ligament)位于膝关节内侧,是膝关节最重要的韧带之一,它连接股骨和胫骨,使其具有稳定性。内侧副韧带通过防止过度扭曲和膝关节的侧向运动来维持这一稳定性。当这些运动过度并且超出韧带的承受范围时,内侧副韧带可能会发生撕裂。膝关节内侧副韧带损伤多发生在膝关节轻度屈曲时,由小腿骤然外展而造成。如足球、篮球剧烈运动中动作不当或膝关节外侧直接遭受外力打击致小腿外展位,均可能引发内侧副韧带损伤。韧带损伤的严重程度主要取决于外力的轻重,轻者仅可能发生韧带的部分纤维断裂,重或甚重者则可发生韧带的完全断裂,甚至伴随半月板或十字韧带的损伤。

(一)临床表现

在膝关节内侧出现明显肿胀、瘀紫及疼痛,并伴有关节活动受限。若合并有半月板或十字韧带损伤,可伴有关节内积血、关节交锁和关节内撕裂感,关节立即松弛失去稳定性。在韧带附着处,肿胀、压痛明显。侧向推挤膝关节时,膝内侧会感到疼痛并伴有松动感,间隙增大,此为外翻应力试验阳性。

(二)诊断

(1)有明确的小腿外翻受伤史。

(2)患膝肿胀、疼痛、皮下可见瘀斑。重者患肢不能负重,行走时关节不稳定。查体时,膝关节内侧压痛明显。若内侧副韧带断裂合并内侧半月板损伤,可能出现膝关节交锁,外翻应力试验阳性。

(3)膝关节外侧加压下,X线正位片显示内侧关节间隙张开,这对内侧副韧带损伤的诊断意义重大。

(4)相较于X线检查,MRI检查在判断膝部软组织及韧带损伤方面更有价值。若T_2像显示灰色韧带影中断,并出现高信号白色水肿影,则表明韧带损伤或断裂(图6-3)。

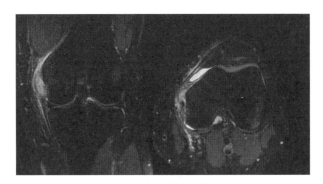

图6-3 内侧副韧带损伤的MRI表现

(三)治疗

1. 保守治疗 对于部分撕裂损伤,关节轻度不稳定的患者,可使用可调节支具固定于功能位4~6周。固定后,即可开始做股四头肌收缩活动。解除支具后,进行膝关节屈伸功能锻炼。若患者在治疗的中后期患膝仍有疼痛,可考虑进行局部注射封闭治疗。

2. 手术治疗　对于韧带断裂及关节囊破坏的情况,须进行修补。半月板撕裂可同时予以修补,将骨片复位固定。若无条件进行修补,可作韧带重建术。

二、外侧副韧带损伤

外侧副韧带(lateral collateral ligament)位于膝关节外侧,它连接股骨和腓骨,防止膝关节过度内收,是维持膝关节稳定性的关键韧带之一。当运动过度且超出韧带所能承受的范围时,外侧副韧带便可能发生撕裂。外侧副韧带损伤通常是由于膝关节内侧受到打击或撞击,从而将膝关节向外推。患者可能有膝关节外侧疼痛,以及肿胀和关节不稳的症状。

（一）临床表现

膝关节外侧出现明显肿胀、瘀紫、疼痛,并伴有关节活动受限。若合并半月板或交叉韧带损伤,还可能伴有关节内积血、关节交锁和关节外侧撕裂感,关节立即松弛失去稳定性能。在韧带附着处,肿胀、压痛明显。侧向推挤膝关节时,膝外侧会感到疼痛并伴有松动感,间隙增大,此为内翻应力试验阳性。

（二）诊断

（1）有明确的小腿内翻受伤史。

（2）患膝肿胀、疼痛,皮下可见瘀斑。重者患肢不能负重,行走时关节不稳定。查体时,膝关节外侧压痛明显,内翻应力试验阳性。

（3）膝关节内侧加压下,X线正位片显示外侧关节间隙张开,这对外侧副韧带损伤的诊断意义重大。

（4）相较于X线检查,MRI在判断膝部软组织及韧带损伤方面更有价值。T_2加权像(T_2WI)若显示灰色韧带影中断,并出现高信号白色水肿影,则表明韧带损伤或断裂(图6-4)。

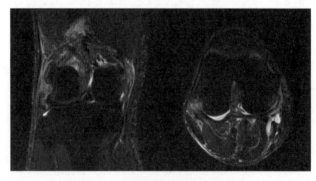

图6-4　外侧副韧带损伤 MRI 表现

（三）治疗

1. 保守治疗　对于部分撕裂损伤、关节轻度不稳定的患者,可使用可调节支具固定于功能位 4～6 周。固定后,即可开始做股四头肌收缩活动;解除支具后,进行膝关节屈伸功能锻炼。若患者在治疗的中后期患膝关节仍有疼痛,可考虑局部注射封闭治疗。

2. 手术治疗　对于韧带断裂及关节囊破坏的情况,须进行修补。如半月板撕裂,可同时进行修补。

三、前交叉韧带损伤

前交叉韧带(anterior cruciate ligament)连接股骨和胫骨,同时维持膝关节的稳定性,可以防止胫骨在跑步、跳跃和快速转向时向前滑动过远。前交叉韧带损伤和撕裂(部分或完全)是常见的膝关节损伤。当前交叉韧带受伤(撕裂)时,通常会听到清脆的"砰"声。前交叉韧带损伤,经常发生在一些高强度的运动中,如足球、篮球、羽毛球、网球等。虽然大多数前交叉韧带损伤为非接触性损伤,多因腿着地或异常扭转造成,但直接撞击膝盖也可能导致前交叉韧带损伤。

(一) 临床表现与分级

1. 临床表现　膝关节肿胀、疼痛,行走时明显不适,膝关节活动变得不稳定,肌肉无力,膝关节功能下降。

2. 分级　第一级:韧带扭伤但结构完整;第二级:韧带部分撕裂;第三级:韧带完全撕裂,严重时可伴随侧副韧带、半月板、关节软骨等其他膝关节结构的损伤。

(二) 诊断

(1) 详细询问病史有助诊断,多为急性损伤。

(2) 伤后关节有错动感和撕裂感,局部疼痛、肿胀,膝关节不稳且无力。

(3) 检查时膝部有压痛,自主活动障碍,关节腔穿刺可抽出积血,前抽屉试验阳性。

(4) 屈膝 90°向前侧牵拉胫骨近端,X 线侧位摄片并与健侧对比,有助于明确诊断。

(5) MRI T_2WI 显示灰色韧带影中断及高信号白色水肿影,则表明韧带损伤或断裂(图 6 - 5)。

(6) 膝关节镜检查可确定韧带损伤。

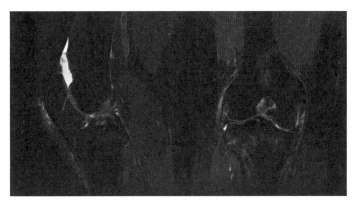

图 6 - 5　前交叉韧带完全撕裂的 MRI 表现

（三）治疗

1. 保守治疗　对于前交叉韧带不全损伤且关节稳定性良好的情况,可先用可调节支具固定患膝于屈曲30°位,持续约6周。在固定期间,应尽早开始股四头肌训练。

2. 手术治疗　大多数前交叉韧带损伤的修复重建手术可以在关节镜下完成(图6-6)。

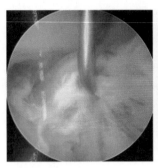
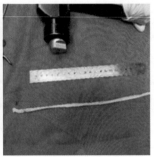

损伤的前交叉韧带　　　　　　　　取自体韧带

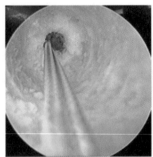
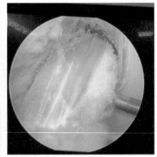

建立骨髓道　　　　　　　　重建前交叉韧带

图6-6　前交叉韧带损伤镜下重建术

1) 新鲜损伤　具体的修复方法会根据断裂部位的不同而有所差异。

(1) 手术方法:包括股骨髁附着点撕脱修复、胫骨附着点撕脱修复、韧带实质断裂修复以及胫骨髁间隆凸部撕脱骨折修复等。

(2) 适应证:适用于前交叉韧带断裂合并内侧副韧带、后交叉韧带、外侧副韧带损伤,且膝关节出现明显前外侧或前内侧旋转不稳或出现内、外翻异常活动的情况;伴有内侧半月板破裂者。

(3) 术后处理:长腿石膏固定膝关节于屈曲20°～30°位,并进行股四头肌收缩练习;撕脱骨折缝合者须固定4周,止点撕脱及中部断裂者须固定4～6周。拆除固定后,患者应开始练习膝关节活动。

2) 陈旧性前交叉韧带损伤　对于高龄、症状较轻、股四头肌萎缩,且有膝关节骨关节炎表现的患者,宜行保守治疗。而对于症状较重、无骨关节炎表现的年轻患者,可根据膝关节不稳定程度选择修复或重建手术治疗。

（四）康复

前交叉韧带重建后的康复方案须综合考虑移植物、固定方法、伴随损伤及手术方案。

1. 第一阶段（术后 0～4 周）

1）目标 控制肿胀和疼痛，促进膝关节早期活动，激活股四头肌。

2）康复方案

（1）加压冰敷和抬高肢体：每天冰敷至少 3 次，每次 15～20 min。每天抬高肢体 5 次，每次 20 min。

（2）踝泵练习：缓慢且用力地全范围屈伸踝关节。每次动作维持 10 s，重复 10～20 次（图 6-7）。

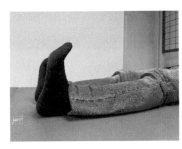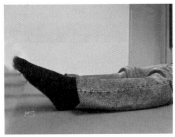

图 6-7 踝 泵 练 习

（3）股四头肌等长收缩训练：在膝关节下方垫一块毛巾卷，指导患者在疼痛可耐受范围内用力往下压毛巾卷，激活股四头肌。每次动作维持 10 s，重复 10～20 次。

（4）早期负重练习：佩戴膝关节支具，在拐杖支撑下足尖点地，负重在可耐受范围内逐渐增加。

（5）关节活动练习。①伸直：仰卧位下膝关节呈伸直位。②屈曲：仰卧位，术侧下肢紧贴墙面，在重力辅助下弯曲膝关节，并在感觉关节紧绷的位置停留 5 s，然后伸直；3 周内膝关节屈曲角度达到 60°。可利用持续被动运动（continuous passive motion，CPM）设备辅助恢复部分关节活动。

（6）髋周肌力训练：佩戴支具，在伸膝状态下做髋屈曲、伸展、外展、内收练习（图 6-8）。

2. 第二阶段（术后 4～16 周）

1）目标 恢复关节全范围活动，增强神经肌肉控制，恢复正常步态。

2）康复方案

（1）主动关节活动：维持全范围伸膝和屈膝活动范围（0°～120°）。

（2）提踵训练：扶墙站立，膝关节伸直，前脚掌用力，脚跟缓慢抬起，维持 1～2 s 后落下。每组练习 20 次，每天进行 3 组练习。后期逐渐减少辅助，以提高平衡控制能力（图 6-9）。

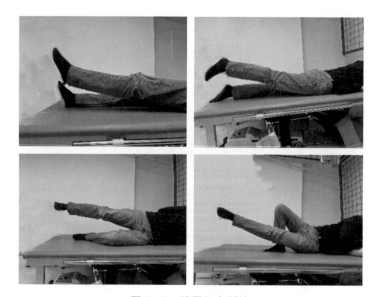

图 6-8　髋周肌力训练

注：佩戴支具，在伸膝状态下做髋屈曲、伸展、外展、内收练习。

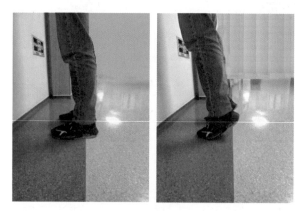

图 6-9　提　踵　训　练

（3）髋周肌力训练：分别在仰卧位、俯卧位、站立位做髋屈曲、伸展、外展、内收训练。每次至少保持 1 s，再回归初始位，每天重复 20 次。

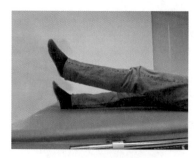

图 6-10　直腿抬高练习

（4）直腿抬高练习：伸膝后直腿抬高至足跟离床15 cm 处，保持 1～2 s 后缓慢放下。每组进行 20 次，每天完成 3 组。放松期间，可主动伸直压腿，以获得更好的神经肌肉控制（图 6-10）。

（5）靠墙半蹲训练：背靠墙站立，身体距离墙面15～30 cm，缓慢屈曲髋部和膝关节，直至膝关节屈曲45°，维持 5～10 s，再沿墙面缓慢站起。每组进行 10～20 次，每天完成 3 组（图 6-11）。

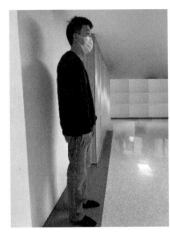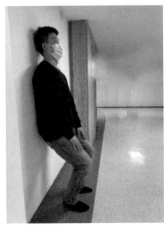

图 6-11　靠墙半蹲训练

（6）坐位蹬腿训练：端坐在股四头肌训练椅上，从小负荷开始，适应后根据个体情况适量增减阻力。到第 6 周时，膝关节屈曲范围为 90°～40°；到第 12 周时，膝关节屈曲范围为 90°～10°。每组进行 20 次，每天完成 3 组。

（7）平衡训练：进行左右向和前后向重心转移练习，逐渐从双足站立过渡到单足站立。可在平衡板或平衡垫及蹦床上进行训练。

（8）负重训练：在支具支撑下承受可耐受的重量，逐渐减少拐杖的辅助，直至可在无支具、无拐杖下独立负重。

（9）步态训练：恢复正常的跟-趾步态步行。

（10）功率自行车训练：调整座椅高度，确保患肢伸直可以踩到踏板最低端。训练时从低负荷开始，并注意速度、阻力和持续时间。

（11）等速肌力训练和耐力训练：根据患者的耐受程度，对患肢股四头肌、腘绳肌进行有针对性的抗阻肌力训练。

（12）肌肉牵伸：针对股四头肌、腘绳肌和小腿三头肌进行牵伸练习。每次持续 30 s，重复 5～10 次。

3. 第三阶段（术后 16 周～6 个月）

1）目标　恢复全关节活动范围，增强下肢肌力和耐力，提高步态对称性和稳定性。

2）康复方案　继续第一阶段和第二阶段的训练，增加跑跳训练。

4. 第四阶段（术后 6～9 个月）

1）目标　提高复杂任务环境交互作用下的运动控制能力。

2）康复方案　医师进行等速肌力测试和功能性测试后，根据个体情况选择合适的灵活性练习（如前后向折返跑、横向跨步）、增强式训练（不同方向的双足跳、单足跳）以及功能性练习（剪切活动、旋转活动）。

四、后交叉韧带损伤

后交叉韧带(posterior cruciate ligament)是膝关节最为强大的韧带。它沿膝关节后方斜向下运行,将股骨连接到胫骨。后交叉韧带的主要功能是限制胫骨过度后移,限制膝关节的过度内翻、外翻和外旋。后交叉韧带损伤是指在膝关节受到直接暴力冲击、运动伤等巨大冲击的情况下,后交叉韧带发生部分或完全断裂,其连续性或张力被破坏。

(一)病因和流行病学特征

后交叉韧带损伤通常源于外部创伤,如机动车事故中的"仪表板损伤",即屈膝撞击仪表板;直接撞击胫骨前部或脚部向下摔倒也可能导致后交叉韧带损伤。后交叉韧带损伤的症状包括膝关节僵硬、肿胀和膝关节后方疼痛。

一般来说,后交叉韧带损伤的发生率远低于前交叉韧带损伤。最常见的与后交叉韧带损伤相关的运动有足球、篮球、橄榄球、滑雪等。

(二)临床表现

(1)膝关节处出现剧烈的疼痛感。

(2)后交叉韧带断裂导致膝关节不稳,表现为向后的错动感。

(3)后交叉韧带断裂后,患者会立刻感到疼痛,随后小腿出现肿胀。

(4)由于后交叉韧带受损,无法自由灵活地转动腿部。

(5)由于膝关节剧烈疼痛而无法行走。

(三)诊断

(1)详细询问病史,通常为急性损伤。

(2)伤后关节有错动感和撕裂感,局部疼痛、肿胀,膝关节不稳且无力。

(3)检查时膝部有压痛,自主活动障碍,关节腔穿刺可抽出积血,后抽屉试验阳性。

(4)屈膝90°向后方推胫骨近端,X线侧位摄片并与健侧对比有助于明确诊断。

(5)MRI T_2WI显示灰色韧带影中断及高信号白色水肿影,表明有韧带损伤或断裂(图6-12)。

(6)膝关节镜检查可确定韧带损伤。

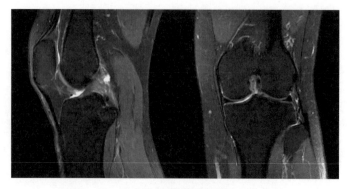

图6-12 后交叉韧带部分撕裂的MRI表现

（四）治疗

（1）对于不完全断裂损伤，可使用可调节支具固定于功能位 4～6 周。在固定期间，应尽早开始股四头肌收缩锻炼。

（2）韧带完全断裂合并以下情况时，应考虑手术。①胫骨平台后缘骨折明显移位；②陈旧性断裂；③关节稳定性极差；④合并内外侧副韧带损伤。

（3）若韧带严重断裂无法修复，可于关节镜下行韧带重建术。韧带部分可用自体髌腱、半腱肌肌腱或人工肌腱替代。术后逐步进行功能锻炼，不宜过早负重（图 6-13）。

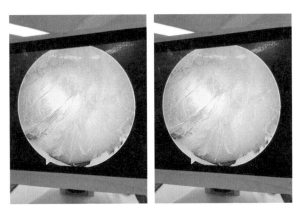

图 6-13　膝关节镜下后交叉韧带重建术

（五）康复

后交叉韧带作为膝关节的主要静态稳定器，其重建术后的康复过程极具挑战性。治疗须综合考虑受伤时机、损伤程度、患者主诉和需求及活动水平等多个因素。从手术到完全恢复运动可能需要长达 1 年以上的时间，需要患者配合康复计划的实施。整个康复过程旨在膝关节活动度与功能之间找到最佳平衡点，同时确保膝关节的稳定性和移植物的愈合。

1. 第一阶段（术后 0～6 周）

1）目标　减轻疼痛，控制水肿，保护后交叉韧带移植物，激活股四头肌。

2）康复方案

（1）支具制动及负重：前 6 周，必须全天 24 小时佩戴支具；前 4 周，支具锁定于 0°（伸直），患侧肢体不负重；从第 4 周开始，逐渐增加关节活动度，在双拐辅助下行走负重（患肢可踩地）；术后 6 周内，逐渐由双拐过渡至单拐（挂拐在健侧）直至完全弃拐行走。

（2）加压冰敷：控制肿胀。每天至少进行 3 次冰敷，每次持续 15～20 min。冰敷可在训练后立刻进行。

（3）踝泵训练：缓慢且用力地全范围屈伸踝关节。每次动作维持 10 s，重复 10～20 次。

（4）髌骨松动：术后 2 周开始训练。膝关节伸直位，温和地活动髌骨（上方、下方、内侧、外侧）以保持其活动性。

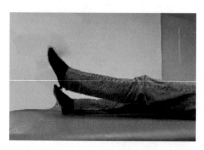

图 6 - 14　直腿抬高

注：仰卧位，支具锁定于 0°（伸直），伸直膝关节，抬起下肢与床面成 30°～40°。

（5）股四头肌等长收缩训练：术后第 1 周开始训练。伸直膝关节，有意识地绷紧大腿前侧的肌肉，每次维持 10 s，重复 10～20 次。

（6）直腿抬高：仰卧位，支具锁定于 0°（伸直），伸直膝关节，抬起下肢与床面成 30°～40°，每次维持 10 s，重复 10～20 次（图 6 - 14）。

（7）提踵训练：即踮脚尖训练。扶墙站立，前脚掌用力，脚跟缓慢抬起，维持 1～2 s 后落下。每组练习 20 次，每天进行 3 组练习。后期逐渐减少辅助，以提高平衡控制能力。

（8）被动活动膝关节：术后 2 周开始，6 周内活动范围应达到 90°。患者取俯卧位，进行膝关节被动活动，避免给移植物增加过多的应力。术后 12 周内应禁止进行可能引起胫骨后移的康复训练（如坐位腿弯曲）。

2. 第二阶段（术后 6～12 周）

1）目标　增加关节活动度，增强肌力，规范步态。

2）康复方案

（1）继续第一阶段的练习。

（2）负重训练：从术后第 7 周开始，每周增加 20% 的体重负重，直至患者股四头肌有足够力量和对非辅助行走的控制，方可停止使用拐杖。

（3）肌力训练：使用闭链和本体感觉训练加强股四头肌和腘绳肌。例如，下蹲训练（屈膝范围：0°～70°）。

（4）恢复膝关节活动度：循序渐进增加关节活动度，术后 10 周末达到屈膝 90°～100°。

（5）轻微牵拉腘绳肌和腓肠肌。

（6）膝关节本体感觉和平衡训练。

（7）功率自行车训练：从术后第 45 天起，当屈膝角度＞115°时，可进行功率自行车训练。调整座椅高度，确保患腿伸直时能踩到踏板最低端，初期应无阻力。每次训练 30 min，每天完成 2 次。在术后第 90 天开始，逐渐增加阻力。

3. 第三阶段（术后 13～18 周）

1）目标　进一步恢复负重、腘绳肌肌力及膝关节活动度，最大屈膝角度须控制在 120°以内。

2）康复方案

（1）继续之前的康复训练内容。

（2）在支具保护下，实现完全负重行走。

（3）术后 16 周起，可在屈膝角度＞70°时进行双腿下压练习。

（4）术后 16 周开始，进行单腿桥式练习（图 6 - 15）。

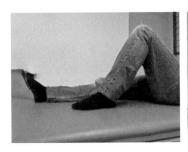
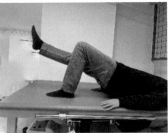

图 6 - 15　单腿桥式练习

4. 第四阶段（术后 19～24 周）

1）目标　屈膝角度达到 120°，下肢力量耐力恢复。

2）康复方案

（1）逐渐增加负重的力量和耐力训练。

（2）当患侧股四头肌肌力恢复至健侧的 90％ 及以上时，患者可参加轻度体育活动。

5. 第五阶段（术后 25～36 周）

1）目标　为恢复运动做准备，术后 24 周后可摘除支具。

2）康复方案

（1）强化肌力，继续力量和耐力训练，并注重跑跳中关节的稳定性。根据力量、关节活动范围和本体感觉的恢复情况，术后 6～9 个月开始平衡、力量和耐力的功能训练。

（2）开始单平面和多平面的敏捷度训练。

五、多发韧带损伤

膝关节多发韧带损伤常见于急性膝关节脱位，通常涉及至少 2 条主要韧带以及关节软骨和半月板的损伤。严重者还可能伴有膝关节血管和神经损伤，危及肢体的存活，严重影响膝关节的稳定性。

（一）诊断与分型

膝关节多发韧带损伤 MRI 检查可明确诊断（图 6 - 16）。

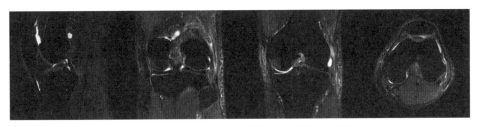

前交叉韧带＋内侧副韧带深层＋外侧副韧带撕裂

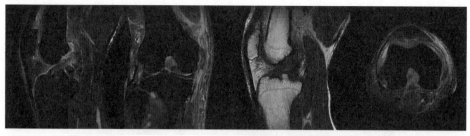

前交叉韧带＋后交叉韧带＋内侧副韧带撕裂

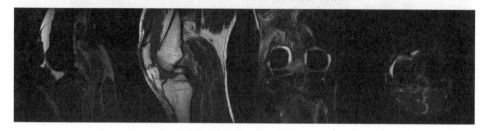

后交叉韧带止点撕脱骨折

图 6-16　多发韧带损伤的 MRI 表现

目前人们已认识到许多膝关节脱位可以自行复位,经典分类对于治疗韧带损伤的指导意义并不大。而 Schenck 提出的分类方法逐渐受到广泛认可,该方法根据韧带和并发的损伤将膝关节脱位分为 5 型。

1. Ⅰ型膝关节脱位(KD-Ⅰ)　至少 1 条交叉韧带(前交叉韧带或后交叉韧带)保持完整的脱位,如前交叉韧带和外侧副韧带断裂而后交叉韧带完整,或前交叉韧带完整而后交叉韧带完全断裂。

2. Ⅱ型膝关节脱位(KD-Ⅱ)　表现为前、后交叉韧带均断裂,而侧副韧带完整,此类型比较少见。

3. Ⅲ型膝关节脱位(KD-Ⅲ)　可细分为 KD-ⅢM 和 KD-ⅢL,分别代表双交叉韧带伴有内侧副韧带或外侧副韧带损伤。KD-ⅢL 预后比 KD-ⅢM(最常见的损伤类型)差,伴有更严重的关节松弛和不稳。

4. Ⅳ型关节脱位(KD-Ⅳ)　前交叉韧带、后交叉韧带、内侧副韧带和外侧副韧带均发生断裂。

5. Ⅴ型膝关节脱位(KD-Ⅴ)　膝关节脱位伴关节周围骨折。

(二) 治疗

多发韧带损伤对膝关节的稳定性造成严重影响,因此多数情况下须进行手术治疗。针对常见的前、后交叉韧带损伤合并后外侧韧带复合结构损伤,通常须同时重建前、后交叉韧带以及后外侧韧带复合体。经过这样的治疗,患者膝关节的稳定性得以恢复,功能得到最大程度改善。

第三节 半月板损伤

半月板(meniscus)是位于股骨和胫骨之间的弹性软骨构成,主要起缓冲作用,防止关节面软骨受冲击而造成损伤。半月板损伤(injury of the meniscus)可由外伤或退变引起。剧烈外伤导致的半月板损伤可并发膝部软组织损伤,如侧副韧带、交叉韧带、关节囊及软骨面的损伤等,这些损伤往往也是损伤后肿胀产生的原因。

一、解剖特点

半月板由纤维软骨组成,内外各有1块,位于膝关节间隙。内、外侧半月板的前分与膝横韧带相连。半月板的结构呈半环形,外周厚而内缘薄锐,上凹下平,分别与股骨髁和胫骨平台相适应。内侧半月板呈C形,环大而窄;外侧半月板呈O形,环小而宽。因为半月板的存在,膝关节被分成股-半月板、半月板-胫两组连结。半月板主要附着于胫骨,但可随股骨作一定范围的移动,加之其形态特点,可以补偿胫骨髁面与股骨髁面的不适应,增加关节的稳定性,并可避免周围软组织被挤入关节。半月板呈灰白色,表面光滑且富有光泽,质韧并具有一定的弹性,能缓冲两骨面撞击、吸收震荡、散布滑液、增加润滑、减少摩擦、保护关节。

半月板的血液供应来自膝内、外动脉的分支,这些分支在关节囊内形成血管网。这些血管网仅提供半月板周缘10%～30%纤维的血运,这一部分在关节镜下被称为红区,损伤后经过修补可以愈合。而中央部没有血运,称为白区,依靠关节液的渗透来营养,因而损伤后缺乏修复再生能力。当膝关节伸直时,半月板被股骨髁推挤向前活动;膝关节屈曲时向后活动。膝关节旋转时,两个半月板一个向前、一个向后。膝屈伸时,股骨内外髁活动于半月板的上面;膝旋转时,半月板固定于内外髁的下面,其转动发生在半月板下面与胫骨平台之间。因此,半月板的破裂多发生于板的下面,旋转活动是造成半月板破裂的主要原因。半月板的解剖结构如图6-17所示。

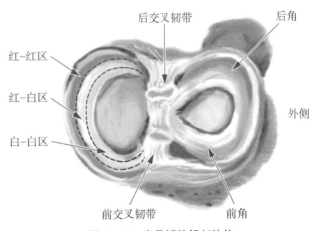

图6-17 半月板的解剖结构

二、流行病学特征

半月板损伤在我国内较为常见,尤其在足球、篮球、体操、滑雪、摔跤等运动中频发。半月板损伤与年龄、职业和运动水平密切相关。退变性半月板损伤多见于 40 岁以上的中老年人,是长期累积性损伤的结果。创伤性半月板损伤则可发生于任何年龄段,尤以 20~40 岁居多,但中老年人发病率有所上升。半月板损伤性别比例(男:女)为0.71:1;平均年龄为(46.28±14.55)岁;创伤性半月板损伤的年龄主要集中在 18~24 岁。损伤类型中,混合裂最为常见,其他依次是合并损伤、放射裂、水平裂、纵裂、桶柄裂和单纯退行性变。半月板损伤在年龄、性别、侧别、外伤史、临床表现等诸多方面均有较大差异。

三、病因和分类

(一)病因分类

半月板损伤按病因可分为外伤性半月板损伤和退变性半月板损伤。

1. **外伤性半月板损伤**　当膝关节屈曲时,由于旋转,内外侧半月板可随股骨发生前后运动,当这种矛盾运动超出正常范围时,就可能发生半月板的撕裂。这种损伤多由扭转外力引起。例如:当一腿承重,小腿固定在半屈曲、外展位时,身体及股部突然内旋,内侧半月板在股骨髁与胫骨之间受到旋转压力,进而发生撕裂。膝关节屈曲程度越大,撕裂部位越靠后。外侧半月板损伤的机制相同,但作用力的方向相反。若破裂的半月板部分滑入关节之间,使关节活动受阻,形成"交锁"。在严重创伤情况下,半月板、前后交叉韧带和侧副韧带可同时受损。

2. **退变性半月板损伤**　通常是由于年龄增长和过度运动造成,如长时间步行等,都可能对半月板产生频繁的刺激和发生超正常生理范围的摩擦负荷,从而使半月板由发生组织变性和微小的破损等病理变化,逐渐加重为达到撕裂程度的损伤。

半月板损伤必须具备以下 4 个因素:膝关节半屈、内收或者外展、重力挤压和旋转力量。

(二)O'Connor 分类法

O'Connor 将半月板撕裂分为 5 类:纵向撕裂、水平撕裂、斜行撕裂、放射状撕裂和变异型撕裂(包括瓣状撕裂、复合撕裂和退变半月板的撕裂)(图 6 - 18)。纵向撕裂的走向

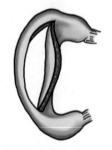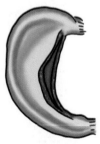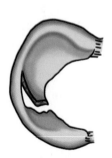

纵向撕裂(桶柄状撕裂)　　　　水平撕裂　　　　斜向撕裂

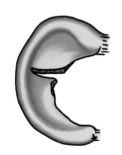 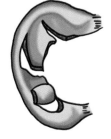

横向撕裂(放射状撕裂)　　变异型撕裂(复合撕裂)

图 6 - 18　半月板撕裂的类型

平行于半月板边缘,穿过半月板全层的纵向撕裂会产生可移动的内侧撕裂瓣片。如果内侧撕裂瓣片移位进入髁间窝,常称之为"桶柄状撕裂"。

(三) 盘状半月板

　　盘状半月板为一类遗传变异病变,表现为半月板的形态异常,较正常的半月板更宽大而厚实,因体部呈盘状而得名,通常见于外侧半月板(图 6 - 19)。Watanabe 根据关节镜下半月板的形态,将盘状半月板分为 3 型。

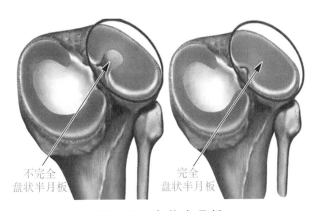

不完全
盘状半月板

完全
盘状半月板

图 6 - 19　盘 状 半 月 板

　　1. 不完全型　较正常半月板大,且存在正常半月板的附属结构。

　　2. 完全型　半月板覆盖整个胫骨平台。

　　3. Wrisberg 型　半月板后角缺乏胫骨止点,只依靠 Wrisberg 韧带连接。此型较为不稳定,相较于其他两型更易出现临床症状。

(四) 损伤分级

　　1. 0 级　正常半月板。

　　2. Ⅰ级　为轻微变性,属于正常的退变,随着年龄增长和日常劳损而出现。

　　3. Ⅱ级　可见损伤迹象,但损伤未完全贯通半月板,未达到撕裂程度。对于半月板功能影响有限,膝关节功能正常。

4. **Ⅲ级** 半月板损伤已经完全贯通、撕裂甚至已经分离形成游离体,属于严重损伤。此级损伤会影响膝关节功能,严重的会形成交锁卡顿,影响屈伸功能,通常须手术治疗。

四、临床表现

（一）病史

1. **疼痛** 外伤后立即出现剧烈疼痛,其性质可呈牵扯样、撕裂样、绞痛样的持续痛,主要集中于损伤侧。随着时间推移,疼痛逐渐减轻并有局限性,活动时疼痛虽加重但程度减轻。

2. **肿胀** 受伤当时或数小时后,膝关节可能出现肿胀,有时伴有皮下淤血,这是韧带损伤出血所致。肿胀则是由于损伤使滑液分泌和渗出增多,引发关节内积液。

3. **响声** 活动时膝关节内可能出现响声,多因破裂的半月板在膝关节活动时与胫骨、股骨发生异常的摩擦和弹动而产生。

4. **交锁现象** 在膝关节的伸屈活动时,常有突然"卡住"致使膝关节不能伸屈的现象,称为交锁现象。通过主动或被动活动膝关节,这种现象可以自行缓解,恢复正常活动。然而,有时交锁无法恢复,造成关节永久无法伸直和屈曲。

（二）体格检查

1. **压痛部位** 一般即为病变的部位,对半月板损伤的诊断及确定其损伤部位均有重要意义。检查时,将膝置于半屈曲位,沿胫骨髁的上缘(即半月板的边缘部),在膝关节内侧和外侧间隙用拇指由前往后逐点按压,在半月板损伤处会有固定压痛。若在按压的同时,将膝被动屈伸或内外旋转小腿,疼痛会更为显著,有时还可触及异常活动的半月板。

2. **半月板回旋挤压试验**(McMurray's test) 如图6-20所示。患者取仰卧位,检查

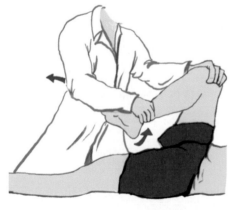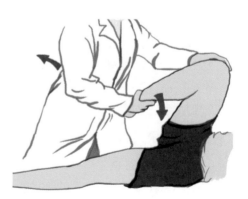

图6-20 半月板回旋挤压试验

者一手握住小腿踝部,另一手扶住膝部,使髋与膝尽量屈曲。然后,使小腿外展外旋和外展内旋,或内收内旋,或内收外旋,逐渐伸直。若出现疼痛或响声,即为阳性。根据疼痛和响声部位确定损伤的部位。例如:外旋内收时疼痛提示内侧撕裂,内旋外展时疼痛提示外侧撕裂。若疼痛及响声在屈曲90°时出现,则提示后角有损伤;而在接近伸直范围时出现,更可能是前角损伤。

3. 强力过伸或过屈试验 将膝关节强力被动过伸或过屈。若半月板前部损伤,过伸可引起疼痛;若半月板后部损伤,过屈可引起疼痛。

4. 侧压试验 膝伸直位,强力被动内收或外展膝部。若有半月板损伤,患侧关节间隙处在受挤压时会出现疼痛。

5. 单腿下蹲试验 用单腿持重,从站立位逐渐下蹲,再站起。健侧正常,患侧下蹲或站起到一定位置时,因损伤的半月板受挤压,可引起关节间隙处疼痛,严重时甚至不能下蹲或站起。

6. 重力试验 患者侧卧,抬起下肢做膝关节主动屈伸活动。当患侧关节间隙向下时,因损伤的半月板受挤压而引起疼痛;反之,当患侧关节间隙向上时,则不会感到疼痛。

7. 研磨试验 患者俯卧,膝关节屈曲,检查者双手握住踝部将小腿下压,同时做内外旋活动。损伤的半月板因受挤压和研磨而引起疼痛。反之,若将小腿向上提,再做内外旋活动,则不会感到疼痛。

五、辅助检查

(一) X 线检查

对怀疑有半月板病变的患者,可进行 X 线检查。这项检查有助于评估伴随的骨病变、下肢力线、关节炎软骨钙质沉着症或潜在的相关损伤,如游离体、骨软骨骨折缺损、剥脱性骨软骨炎等。

(二) MRI 检查

MRI 检查是诊断半月板病变的"金标准",其灵敏度和特异度都较高,分别为 96% 和 97%。通常可用于证实临床怀疑的半月板损伤,描绘半月板撕裂的形态,并评估任何额外的关节软骨或韧带损伤。

1. 半月板撕裂最主要的 MRI 征象

(1) 半月板形状异常。

(2) 出现线性高信号,且在 2 个或多个平面上确认直达半月板的上表面或下表面。

2. 不同程度半月板损伤的 MRI 表现 如图 6-21 所示。

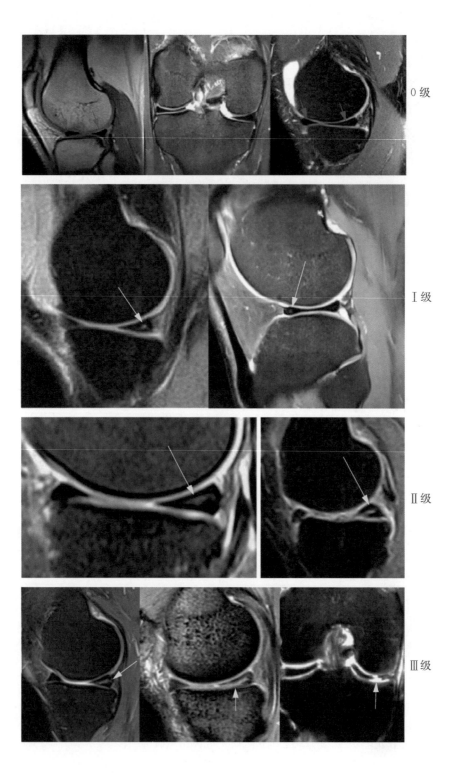

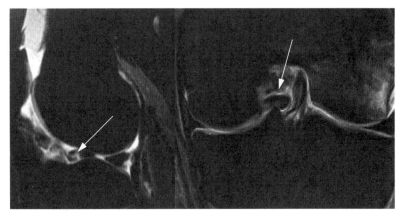

图 6-21 半月板损伤的 MRI 分级

注:箭头所示为半月板。

（1）0级（正常）：半月板形态正常，表面光滑完整，内部呈均匀低信号区。

（2）Ⅰ级（退变早期）：形态正常，表面光滑，内部出现片状高信号区，范围小于半月板断面的 1/2。

（3）Ⅱ级（退变晚期）：形态及表面结构正常，内部高信号区大于半月板断面的 1/2，但未达关节面。

（4）Ⅲ级（撕裂）：半月板内部出现纵向、横斜向或放射状的线状高信号，并延伸至关节面。半月板形态正常或变薄，表面不连续。

（5）Ⅳ级：半月板损伤严重，呈现多块状并向关节腔内移位，结构部分或全部消失。局部呈明显高信号区，并伴有中重度增生性骨关节病和不同程度的关节软骨损伤。

3. 不同损伤类型半月板损伤的 MRI 表现 损伤类型不同 MRI 表现也不相同，如图 6-22 所示。

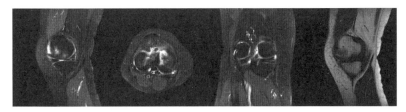

半月板水平撕裂

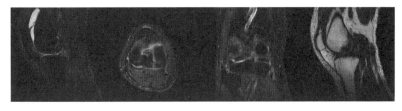

半月板后角根部撕裂/瓣状撕裂（放射状撕裂）

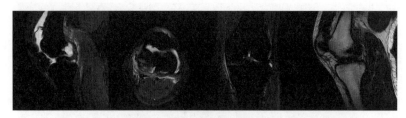

半月板桶柄状撕裂

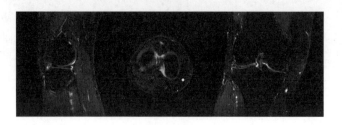

盘状半月板

图 6‑22　不同损伤类型半月板损伤的 MRI 表现

六、诊断和鉴别诊断

（一）诊断

综合膝部外伤史和临床表现，结合查体时关节间隙压痛及半月板回旋挤压试验、研磨试验、过伸试验阳性等体征，基本可明确诊断。膝关节造影，尤其是膝关节镜检查对本病的损伤定位更有价值。

（二）鉴别诊断

1. 骨折　有明显的肿胀、疼痛和活动障碍，可出现畸形外观，有骨擦音和下肢纵向叩击征阳性。X 线检查能明确诊断。

2. 半月板囊肿　以外侧多见，局部肿胀并伴有持续疼痛。在膝关节间隙处可触及肿块，在屈膝时较突出，伸膝后消失或变小。

七、治疗

半月板损伤后须及时治疗，防止损伤加重及危害周围重要组织。若治疗不及时可能加剧软骨磨损，严重时引发骨关节炎，从而损害膝关节的基本功能，甚至丧失劳动和运动能力。治疗时，应尽量采用无创或微创的方法最大限度保留半月板。

（一）保守治疗

Ⅰ、Ⅱ级损伤以非手术疗法为主，包括限制膝关节过度运动、佩戴护膝、股四头肌肌力锻炼、物理治疗、关节腔内注射玻璃酸钠等。

（二）关节镜下半月板修复手术

若症状较重且保守治疗无效，半月板Ⅲ级损伤且出现关节交锁、卡压、弹响等症状，须行微创关节镜下半月板修复手术。手术应尽可能保留完整的半月板，优先进行缝合，尽量避免完全切除。

1. 适应证和禁忌证　在考虑半月板修复时，应综合评估撕裂位置、类型、血管分布及组织活力。同时，还须考虑患者的年龄、运动水平、健康状况、职业、目标、期望值以及遵守严格的术后康复方案的能力。并应获得详尽的病史，包括损伤机制、运动相关的疼痛以及机械症状（急性运动丧失、交锁、卡压或不稳定）。确定手术指征之后，应与患者进行充分沟通，向患者描述半月板修复相较于半月板切除术的意义，并告知修复失败的潜在风险以及未来可能需切除的可能性。

对于可修复的半月板损伤，应考虑手术修复。如果不及时治疗，移位的撕裂部分会导致严重的关节软骨损伤。伴有不稳定机械症状的撕裂应紧急修复。年轻患者的可修复损伤也应迅速手术。尽管目前对于半月板修复的年龄限制没有达成共识，但已知半月板愈合反应及细胞活性随年龄增长而降低。

（1）绝对适应证。①患者特征：年轻运动员（年龄＜40岁）；急性创伤性半月板损伤伴有机械症状；伴随前交叉韧带重建；愿意接受术后康复。②撕裂类型：长度＞1 cm 的不稳定纵向或者垂直撕裂，以及桶柄状撕裂。③撕裂位置：撕裂位于外围 1/3 的红-红区域；半月板根部受损。

（2）相对适应证。①患者特征：年龄较大的运动员（40岁以上）；慢性移位性撕裂，修复后存在畸形。②撕裂类型：年轻运动员的放射状撕裂或水平层裂。③撕裂位置：中央红-白区撕裂。

（3）禁忌证。患膝局部或全身存在明显感染灶，术后可能引起关节感染；关节间隙特别狭窄，甚至消失的患者。

2. 体位和入路　患者仰卧于手术台，全身麻醉或者硬膜外麻醉后，于手术侧大腿旁放置立柱支架，便于观察时施加侧方应力。患者在麻醉状态下，检查其双侧膝关节，包括运动范围、韧带试验和积液评估。在消毒铺单前，须标记出内外侧入路（图6-23）。

3. 关节镜探查　通过建立前外侧和前内侧入路进行修复手术。将关节镜引入前外侧入路，进行诊断性关节镜检查，评估膝关节的3个间室软骨的完整性，并确定是否存在其他相关损伤。清理滑膜后，评估半月板的损伤情况。通过伸膝施加外翻力并向外侧旋转足部，可以评估内侧半月板的损伤；将膝关节摆放成"4"字形状可以评估内侧半月板的状况。关节镜沿着股骨内侧髁的外侧面和后交叉韧带的后内侧束下面进入，观察内侧半月板；同时可用探针探

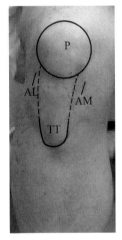

P:髌骨；AL:前外侧切口；AM:前内侧切口；TT:胫骨结节。

图 6-23　关节镜入路

测半月板的稳定性,判断撕裂是否可修复(图 6-24)。

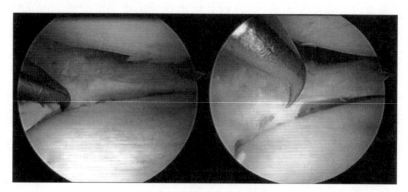

图 6-24　探查半月板稳定性

4. 修复技术　应尽量修复半月板的可愈合部分(红区、红-白区),尽可能保留更多的半月板组织。修复技术主要分为由内向外、由外向内和全内技术。由内到外的技术适用于体部或后角撕裂的修复。由外到内的技术通常用于前 1/3 和中 1/3 的撕裂以及放射状撕裂的修复。全内技术用于大多数撕裂类型的修复。半月板的缝合可分为水平褥式缝合和垂直褥式缝合。

(1) 由内向外缝合技术:如图 6-25 所示。在关节镜下,应用可吸收缝合线,植入导向器,经导向器穿入导针,贯穿半月板裂隙处。随后,在皮肤外作小切口,拉出缝线并收紧打结。由内向外技术可以在关节镜直视下进行半月板的垂直或水平褥式缝合,被许多外科医生视为半月板修复技术的"金标准"。但须注意,为防止损伤血管和神经,该技术须在后方额外作切口并分离皮下组织,从而增加创伤和手术时间。此外,该技术还须由经过培训的助手来取线打结。

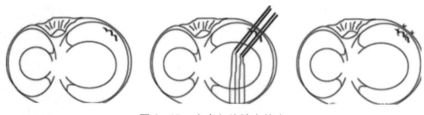

图 6-25　由内向外缝合技术

(2) 由外向内缝合技术:如图 6-26 所示。经皮肤刺入细针,使其从关节外穿入关节内,贯穿半月板损伤的裂隙。随后,利用细针导入细线,导出关节外,并在皮下打结固定。该技术无须在关节外作后方切口,但在缝合半月板后 1/3 部分时,操作空间有限,增加了垂直褥式缝合的难度。

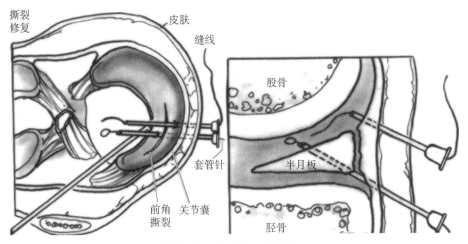

图 6 - 26 由外向内缝合技术

（3）全内缝合技术：如图 6 - 27 所示。使用专门的缝合器械，对半月板撕裂部位进行两次穿刺，收紧缝线，剪断残端即可。该技术因解决了由内向外技术和由外向内技术的诸多局限性而广受欢迎。其优势在于：①无须另作后方切口即可安全修复半月板；②降低了缝合半月板撕裂在中、后 1/3 部分的技术难度；③助手无须经过专业培训即可实施；④支持半月板的垂直及水平褥式缝合。这些优势使得半月板修复更加微创，减少了患者术后疼痛和卧床时间，有助于早日恢复运动。目前，通常使用 FASTFIX缝合系统进行全内缝合（图 6 - 28）。

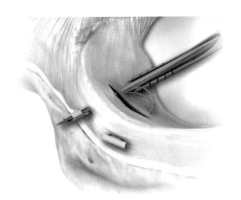

图 6 - 27 全内缝合技术

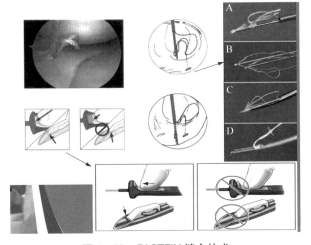

图 6 - 28 FASTFIX 缝合技术

注：A～D 表示缝合工具的具体操作流程。

八、康复

在实施康复方案前,须综合考虑影响康复进展的因素,包括半月板修复部位、是否合并膝关节病变(特别是退行性关节炎或软骨软化)、撕裂的大小、修复固定技术、缝合材料及缝合线数量。这些因素会直接影响术后早期对负重的耐受力、关节活动度以及对训练的限制条件。

(一)第一阶段(术后0～2周)

1. 目标　减轻术后炎症反应,控制疼痛和肿胀,恢复关节活动度,激活并恢复股四头肌力量,渐进性负重。

2. 康复方案

(1)加压冰敷:控制肿胀。在术后48～72h内进行,每天至少3次,每次15～20min。

(2)踝泵练习:缓慢、用力地进行全范围踝关节屈伸,每次维持10s,重复10～20次。

(3)髌骨松动:温和地活动髌骨(上方、下方、内侧、外侧),以保持其活动性。

(4)仰卧位足跟滑动训练:使用毛巾辅助患肢屈膝至有紧张感,并保持5s,再伸直膝关节。每组20次,每天3组(图6-29)。

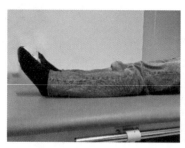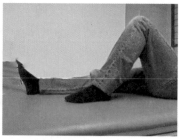

图6-29　仰卧位足跟滑动

(5)坐位足跟滑动训练:端坐椅上,腿自然下垂,足平放于地面。主动弯曲至最大屈曲角度,维持5s后伸直。每组20次,每天3组(图6-30)。

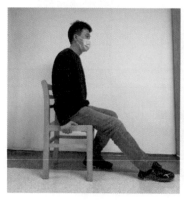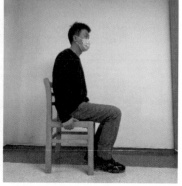

图6-30　坐位足跟滑动

（6）股四头肌等长收缩训练：在膝关节下方垫一块毛巾卷，指导患者在疼痛可耐受范围内用力往下压毛巾卷，以激活股四头肌。每次维持 10 s，重复 10～20 次。

（7）负重训练：佩戴支具（锁定在完全伸膝位），使用拐杖进行无负重或部分负重练习。

（二）第二阶段（术后 2～6 周）

1. 目标　达到全关节活动范围，加强股四头肌和腘绳肌肌肉力量，提高关节本体感觉和神经肌肉协调性。

2. 康复方案

（1）直腿抬高：伸膝后，直腿抬高至足跟离床 15 cm 处，保持 1～2 s 后缓慢放下。每组 20 次，每天 3 组。

（2）短弧抬腿训练：患侧膝关节下垫一个枕头使膝关节屈曲 30°～45°，伸直膝关节并保持 5 s 后缓慢放下，在多角度进行。每组 20 次，每天 3 组（图 6-31）。

（3）腘绳肌收缩训练：扶墙站立，缓慢弯曲膝关节使足部靠近臀部。

（4）提踵训练：扶墙站立，前脚掌用力，脚跟缓慢抬起，维持 1～2 s 后落下。每组 20 个，每天 3 组。后期逐渐减少辅助以提高平衡控制能力。

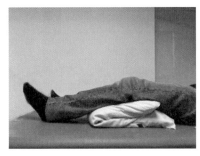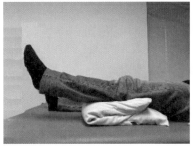

图 6-31　短弧抬腿训练

（5）负重训练：佩戴支具使膝关节保持在完全伸直位，在疼痛可忍受程度下部分负重。若疼痛加重，待缓解后再负重。

（6）功率自行车训练：调整座椅高度，确保患腿伸直可以踩到踏板最低端。由低负荷开始，注意速度、阻力和持续时间。

（7）平衡和协调训练：初期进行双侧训练，逐渐过渡到单侧下肢。利用平衡板/垫、弹力带及蹦床进行重心转移训练。

（8）肌肉牵伸：对髂腰肌、股四头肌、腘绳肌和小腿三头肌进行牵伸。每次 30 s，重复 5～10 次。

（三）第三阶段（术后 6 周～3 个月）

1. 目标　强化关节活动度、肌力和耐力训练，提升步行速度、协调性和灵活性，提高日常生活活动能力。

2. 康复方案

（1）等速肌力训练和耐力训练：根据患者的耐受度，对患肢股四头肌、腘绳肌进行抗阻肌力训练。低速组以 180°/s 的速度进行 3 组，每组 15～20 s；高速组以 300°/s 的速度进行 3 组，共计 30 s。

（2）靠墙半蹲：患者背靠墙站立，身体距离墙面 15～30 cm，缓慢下蹲至膝关节屈曲 45°，维持 5～10 s 后缓慢站起。每组 10～20 次，每天 3 组。

（3）侧方上下台阶：台阶高度为 10～15 cm。术侧下肢踏在台阶上，保持大腿、膝关节、足部均指向前方，无旋转。非术侧下肢踏在地面，随后缓慢伸直术侧下肢，使非术侧下肢抬离地面，然后再落下。每组 10 次，每天 3 组（图 6 - 32）。

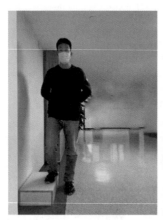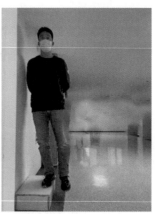

图 6 - 32　侧方上下台阶

（4）直线跑：沿直线跑约 5 min，逐渐延长直线跑时间至 30 min。

（5）敏捷性和灵活性训练：逐渐过渡至 Z 字形跑、往返跑、跨越障碍物跑。

第四节　膝关节滑膜炎

膝关节滑膜炎(knee synovitis)是一种无菌型炎症，常因膝关节扭伤和多种关节内损伤引起。其导致滑膜的功能异常，使关节液生成和吸收受阻，进而形成积液。此外，滑膜的形态改变还会损害膝关节软骨，若不及时治疗可能导致膝关节骨性关节炎。

一、流行病学特征

膝关节滑膜炎是常见病、多发病。在 60 岁及以上的老年人群中，膝关节炎发病率达到 37.4%。据统计，全球 2.5 亿膝关节炎患者中，约 90% 的患者伴随膝关节滑膜炎，亦多见于创伤后人群。

二、病因

（1）青壮年膝关节滑膜炎多因急性创伤和慢性损伤所致。急性外伤包括膝关节扭伤、半月板损伤、侧副韧带或交叉韧带损伤，可导致关节内积液或积血，进而形成急性膝关节外伤性滑膜炎。

（2）老年人多发滑膜炎，主要是因软骨退变与骨质增生引起的机械性和生物化学性刺激，导致滑膜水肿、渗出和积液等。

（3）单纯膝关节滑膜损伤或长期慢性膝关节劳损也可能导致膝关节肿胀和功能障碍，进而形成慢性膝关节滑膜炎。

（4）感染，特别是滑膜结核感染。一般来讲，滑膜内血管丰富、血液循环良好，对细菌有一定抵抗力，但在感染结核菌的情况下，病情进展较缓慢，其症状表现时好时坏。

三、临床表现

（一）病史

典型症状为肿胀、疼痛、活动困难、走路跛行、局部皮肤温度高、皮肤肿胀紧张或关节穿刺出血性液体。膝关节滑膜炎并没有年龄限制，在任何年龄阶段都可能发生。年轻人通常会有较大的运动量，因此在运动中易因膝关节受到打击、扭转、运动过度而引发上述症状。老人通常表现为慢性滑膜炎，关节疼痛、肿胀明显，上下楼尤为显著，关节僵硬不灵活，走动时有弹响声。小儿滑膜炎发病部位大多在髋关节，表现为坐卧、运动、走路时有疼痛感及跛行现象，常在感冒后发病，易被忽视或误诊。

（二）体格检查

髌韧带两侧膝眼处隆起、饱满，触诊时感觉松软，甚至有囊性感觉。

四、辅助检查

（一）关节穿刺

抽出液体多为黄色、清澈或因有血液而呈粉红色，细菌培养阴性。

（二）X线检查

骨质无异常，或存在退行性改变，或有关节游离体，关节边缘可见骨刺。

五、诊断和鉴别诊断

（一）诊断

若发现膝关节屈伸活动受限，下蹲困难并伴疼痛，关节周围可有局限性压痛点，浮髌试验阳性,则可初步诊断为膝关节滑膜炎。慢性损伤性滑膜炎可能无明显外伤史,主要表现为膝关节发软、活动受限、肿胀持续等;活动增多时症状加重,休息后减轻。病程较长的患者可扪及膝关节囊肥厚感。对膝关节积液多或反复出现积液的患者可做关节积液检查,以明确滑膜炎的性质及严重性。因此,关节穿刺和滑液检查对膝关节滑膜炎的诊断和鉴别诊断具有重要参考价值。

（二）鉴别诊断

1. 滑膜皱襞综合征　约在70%的患者中可以发现膝关节内侧皱襞增生,在膝关节屈曲位受到创伤或过度使用后,可能出现相应症状。膝关节外侧皱襞增生很少有症状。内侧滑膜皱襞综合征的临床表现与膝关节其他病症如半月板撕裂和髌腱炎等相似,主要表现为膝关节局部疼痛。在查体时,若患者屈膝,可能在膝关节内侧触及弹跳感。滑膜皱襞综合征的诊断主要依据临床表现并排除其他可能性。MRI检查对滑膜皱襞综合征的诊断价值有限。

2. 色素沉着绒毛结节性滑膜炎(pigmented villonodular synovitis, PVNS)　是一种进展缓慢且具有局部侵袭性的滑膜良性肿瘤,特征为肥大、炎性的带蒂滑膜病变,因含铁血黄素沉积而呈现出典型的棕红色外观。PVNS通常是单关节发病,膝关节最常受累。PVNS可分为弥漫性PVNS(diffuse PVNS, DPVNS)和局限性PVNS(localized PVNS, LPVNS),其中DPVNS更常见。LPVNS病变通常起源于半月板和关节囊的交界处,并局限于膝关节的前侧间室。

临床上,患者常表现出类似半月板疾病的症状,这与围绕内侧半月板前角的滑膜受累有关。此外,膝关节其他被覆滑膜的区域也可能出现病变,包括外侧半月板的前角、内/外侧沟、髌上囊、髁间窝和髌上脂肪垫。患者常出现疼痛、肿胀、不稳定、交锁或卡夹等症状,具体取决于病变位置。LPVNS典型表现是疼痛和肿胀迅速出现,与DPVNS隐匿、缓慢进展形成对比。在不到30%的PVNS病例中,X线检查表现为关节积液或软组织肿胀,不足以明确诊断。CT扫描可见PVNS相较于肌肉组织的密度增高影,并可发现邻近的骨侵蚀和软骨下骨囊肿。MRI是目前诊断PVNS最有效的工具(图6-33),特别是在关节镜不易进入的区域,能帮助确定病变范围。抽吸膝关节滑液并非可靠的诊断手段,因为其常呈棕色或血性液体,这种性状并非PVNS独有。

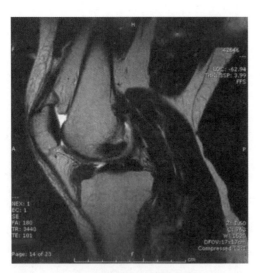

图6-33　色素沉着绒毛结节性滑膜炎(PVNS)

3. 类风湿关节炎 表现为关节红肿热痛,同时类风湿因子或抗链球菌血素 O 水平升高,红细胞沉降率加快。

4. 强直性脊柱炎的关节表现 强直性脊柱炎是一种自身免疫病,不仅导致脊柱疼痛和畸形,还可能引起膝关节滑膜炎。此病多好发于中青年男性,起病关节多为骶髂关节,常伴有慢性腰背痛、脊柱及关节活动受限。患者红细胞沉降率、C 反应蛋白水平较高,HLA‑B27 检测常提示阳性,CT 检查可发现骶髂关节病变。

六、治疗

(一) 保守治疗

1. 急性期少活动、多休息 休息是滑膜炎急性发作期最重要的治疗方式,要求患者除了上厕所之外尽量少活动,但应注意锻炼股四头肌的肌力,一般需休息 1～2 周或 3～4 周,期间可对肿胀部位进行冰敷。

2. 药物治疗 在滑膜炎的急性期,如果疼痛特别严重,可以口服一些非甾体消炎药进行镇痛。须注意的是,滑膜炎为无菌性炎症,不可使用抗生素治疗。

3. 物理治疗 可采用中药热敷、超短波、中低频电疗、蜡疗等方法,能有效促进关节积液吸收。

4. 局部封闭治疗 又称“局封”,是由局部麻醉演变而来的疼痛治疗方法。该方法简单、安全且疗效可靠,常用于缓解骨质增生患者的疼痛或不适。基本操作方法:将局麻药和激素类药物的混合液注射于疼痛部位,实现消炎、镇痛的效果。

5. 穿刺治疗 关节积液较多、张力大时,可进行关节穿刺,将积液和积血完全抽净,并向关节腔注射透明质酸钠(关节滑液的主要成分)。在抽取关节腔积液的过程中,必须严格遵循无菌操作,以免造成关节腔感染。

(二) 手术治疗

对于症状严重、急性或创伤性滑膜炎的年轻患者,在保守治疗无效的情况下,可考虑微创关节镜手术,通过关节镜去除病变滑膜,清理冲洗关节腔。

1. 手术过程 首先建立前外侧和前内侧入路,进行标准的诊断性膝关节镜检查。这一步骤旨在观察并探查髌上囊、内外侧沟、滑车沟、髌骨下表面以及内外侧间室,包括半月板和交叉韧带。整个检查流程中可以确定所有的关节内病变,如半月板或者软骨损伤。若需获取病理样本,可通过前内侧入路,利用活检钳在病变最严重的区域咬取滑膜组织。另外一种方法是,取大量刨削器抽吸出的切除滑膜作为病理样本。手术入路如图 6‑34 所示。

镜头进入髌上囊后,可以在直视下创建外上侧或内上侧入路,其中外上侧入路位于髌骨上缘上方 1 cm、外缘偏外 1 cm 处。经过这些入路,使用直径 5.5 mm 或 4.5 mm 的全半径刨削刀,切除髌上囊和内外侧沟的滑膜,同时切除肥厚的髌下脂肪垫。当滑膜下发

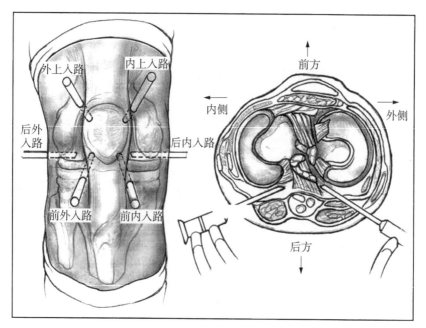

图6-34　膝关节滑膜全切除术所需要的6种入路

亮的关节囊纤维暴露时,即表示滑膜已切除充分。为切除内、外侧沟的下半部分滑膜,镜头可交替通过外上侧和内上侧入路进入,刨刀则通过前内或者前外侧入路进行操作。然后,通过前内侧和前外侧入路切除膝关节前侧间室和髌间切迹内的滑膜。此外,内上入路也便于观察并切除内外侧沟下端的滑膜。

2. 术后康复　膝关节须加压包扎,患者可以借助拐杖进行部分负重训练,通常在术后当天或第2天出院。冰敷可以帮助缓解术后疼痛和肿胀,同时口服止痛药以减轻不适。物理治疗应尽早开始,以确保快速恢复正常的步态。提供书面家庭指导,帮助患者立即开始术后家庭治疗,重点训练关节活动度和股四头肌力量。使用关节恢复器早期进行持续被动运动是合理的,多数患者在术后第4周能恢复到正常活动水平。

七、预防

随着年龄增长,应避免膝关节过度活动及劳损,特别是双下肢剧烈运动者(如舞蹈演员、运动员、搬运工等)更要注意劳逸结合,防止因过度用力造成组织损伤。

膝关节出现骨折时务必及时就医,尽可能使骨折端达到解剖复位。如果复位不满意,应及时采取手术治疗。

肥胖者应控制饮食,调整饮食结构,减少热量摄入,适当减重,以减轻关节压力和磨损。

老年人可适当补充钙质、维生素D等与骨代谢关节密切的药物,并适当锻炼,以延缓骨组织衰老和退行性变。

第五节 膝关节游离体

膝关节游离体又称"关节鼠",指关节内有可移动的软骨或骨软骨碎片,是一种常见的膝关节疾病。关节游离体(loose body)可源自软骨、骨软骨或滑膜,有的完全游离,有的则与软组织束带相连。

一、流行病学特征

关节游离体可发生于各个年龄段,中老年患者更为常见,这与关节退变、老化密切相关。随着膝关节磨损,软骨逐渐软化、脱落,暴露出软骨下骨,进而引发膝关节骨性关节炎,导致膝关节疼痛症状日益加重。若病情继续发展,可导致膝关节变形、疼痛加剧,甚至丧失劳动能力甚至行走能力。

二、病因

1. 骨关节炎 好发于中老年人群,关节退变、老化导致软骨或骨软骨剥脱。剥脱组织在关节内积聚并被关节液营养,逐渐形成游离体。此外,骨关节炎引发骨赘骨折也可形成游离体,特别是髌骨上极的骨赘骨折。

2. 剥脱性骨软骨炎 好发于中青年人群,关节软骨或软骨下骨在外力或炎症反应反复作用下发生缺血性坏死、剥脱,进而在关节内形成游离体,称为剥脱性骨软骨炎。

3. 髌骨脱位 好发于青少年人群,髌骨脱位瞬间,髌骨内侧软骨与股骨外髁软骨撞击,造成骨软骨损伤并脱落,形成游离体,导致关节交锁。

三、临床表现

膝关节游离体常出现关节交锁现象。由于较小的游离体被夹挤在关节面之间,则出现突发关节交锁现象。出现关节交锁时,会有剧烈疼痛,且交锁体位常不固定(有时呈屈曲位,不能伸;有时呈伸直位,不能屈)。由于游离体对膝关节滑膜的机械刺激,会引起关节肿胀、积液,膝部软弱无力。有时游离体游到表浅部,可触及可移动包块。此外,在交锁解锁时,患者可能听到或感到响声、错动感,甚至发生跪跌现象。

四、辅助检查

X线和CT检查均能显示骨软骨性游离体,但不能显示其他性质的游离体。MRI检查可显示纤维蛋白性、纤维性或骨软骨性游离体(图6-35),但容易与滑膜、脂肪等软组织混淆,须结合临床症状和查体结果进行综合判断。

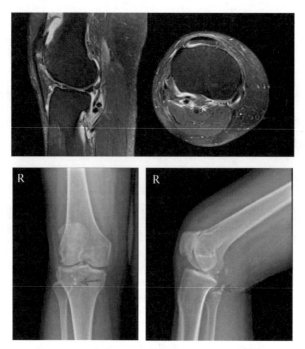

图6‑35　膝关节内游离体的 MRI 及 X 线表现

注:箭头所示为游离体。

五、诊断和鉴别诊断

根据临床表现和辅助检查结果,诊断并不困难。游离体须与滑膜软骨瘤相鉴别。滑膜软骨瘤是由滑膜软骨化生形成,以滑膜上形成软骨结节为特征,这些软骨小体常达数十甚至上百个,可带蒂生长并向关节腔内突出,亦可脱落形成游离体(关节鼠)。通常,游离体数量少于 3 个,而滑膜软骨瘤则多于 3 个。

六、治疗

(一)保守治疗

适用于无明显交锁症状仅在影像学检查时发现的较小的游离体。口服非甾体消炎药可缓解关节炎症反应及疼痛。局部热敷、理疗、关节穿刺、抽出积液、注射玻璃酸钠液、自体血制备富血小板血浆(PRP)关节腔注射等治疗方法,有助于消除肿胀,缓解症状。

(二)手术治疗

近年来,由于关节镜微创治疗具有创伤小、疼痛轻、出血少、恢复快、住院时间短等优势,在临床得到广泛应用。膝关节镜下游离体摘除术(图 6‑36)的疗效明显。

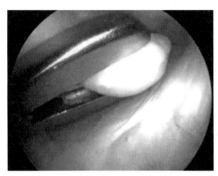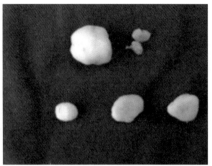

图 6-36　膝关节镜下游离体摘除术

七、预后

患者行关节游离体手术后应静养 1 个月左右,期间避免剧烈活动,但可适度进行一些轻微活动以促进关节功能的恢复。一般术后效果均较理想,复发率相对较低。

第六节　腘窝囊肿

腘窝囊肿(Baker cyst,popliteal cyst)是腘窝深部滑囊肿大或膝关节滑膜囊向后膨出的统称,通常会引发膝后部疼痛和发胀,并可触及有弹性的软组织肿块。

一、流行病学特征

腘窝囊肿在 35～75 岁人群中较为常见,常伴有膝关节炎性疾病,如类风湿性关节炎、骨性关节炎、膝关节损伤或关节过度疲劳等。当腘窝囊肿未引起症状时,患者常常是在体检或进行影像学检查中偶然发现。在儿童中,腘窝囊肿在 4～7 岁年龄段的儿童中发病率相对较高。

二、病因

腘窝囊肿可分为先天性和后天性两类。先天性囊肿多见于儿童,而后天性囊肿可由滑囊的慢性无菌性炎症等引发,部分患者并发于慢性膝关节病变。老年人发病则多与膝关节病变,如骨性关节炎、半月板损伤等有关。

最常见的腘窝囊肿是膨胀的腓肠肌和半膜肌肌腱滑囊,此滑囊经常与后关节囊相通。该囊肿在中年以上人群中发病率最高,男性多于女性,常导致机械性伸膝和屈膝受限,疼痛较轻,紧张、膨胀感明显。

目前研究发现,股四头肌内侧头与半膜肌滑囊和关节腔之间存在着一个长 4～

24 mm 的水平裂隙样结构。该结构在幼儿时期并不明显，但随着年龄增长，裂隙逐渐扩大。当关节腔内的压力异常增高时，关节液会自此裂隙流出，使滑囊膨大。该种裂隙具有单向流通特性，保证了关节液进入囊内的单向流通，而难以由囊内反流入关节腔。正是因为这种机制的存在，使得腘窝囊肿不断增大，且很少会自然消失。Kongmalai 等研究发现，腘窝囊肿的囊壁主要由增厚的玻璃样变性组织构成，不包含任何可分泌滑液的滑膜细胞，表明囊壁只是一个储存囊液的容器，而不能产生滑液。这进一步验证了腘窝囊肿的成因更倾向于物理性因素，而并非自我分泌。此外，腘窝囊肿的发生与关节内疾病的关系密切，尤其是半月板损伤和关节软骨退变。

三、临床表现

患者可觉腘窝处不适或行走后发胀感，有些则无明显症状。囊肿较大时，会妨碍膝关节的伸屈活动。检查可见腘窝有大小不等的囊性肿物。

在腘窝囊肿早期，患者往往表现出半月板损伤或软骨损伤的症状。囊肿引起的症状与其大小有关，包括膝关节后侧或后内侧疼痛、憋胀感及关节僵硬。Bryan 等研究的 38 例腘窝囊肿患者中，最常见的症状为腘窝处憋胀感（76%）和膝关节后内侧疼痛（32%）。查体可见腘窝的后方正中或者偏外侧有圆形、光滑及有弹性的肿块，可有波动感。患者还会出现过伸痛，疼痛程度与活动程度有关。当囊肿增大时，膝关节屈伸受限，尤其在活动或劳累后更加明显。膝关节过伸时，能明显触摸到囊肿紧张，屈曲时又会变得柔软，此体征被称为 Foucher 征，有助于鉴别腘窝囊肿与腘窝的其他肿物。若腘窝囊肿压迫周围血管，会导致下肢静脉阻塞，出现下肢水肿。压迫周围肌肉会引起局部肿胀、肢体远端水肿，甚至出现类似血栓性静脉炎或深静脉血栓的症状。囊液快速积累使囊内压力急剧升高时，可能会导致囊肿破裂，囊液刺激周围组织引发炎症反应，类似血栓性静脉炎（表现为膝关节及小腿的剧烈疼痛，局部肿胀及红斑等）。

四、辅助检查

（一）X 线检查

X 线检查简单易行，但往往只能观察到一些腘窝囊肿的伴发病变，如膝关节游离体、膝关节退行性变，或一些囊内的颗粒性沉积物。以往为弥补辅助检查的不足，会附加关节造影，造影剂多为碘剂。关节腔内注射碘剂后，不仅可以显示关节腔与囊肿的交通口，验证两者是相通的，还能直观地显示囊肿的大小和位置，并指导手术方式的选择。若出现碘剂泄漏，则提示囊肿破裂。但关节造影属有创检查，并且有泄漏的风险；同时，注射造影剂时会使关节腔内压力进一步增大，可能加重病情或刺激周围组织引发新症状。

（二）超声检查

超声在诊断囊性疾病方面独具优势，其简单方便、经济、非侵入性并且无辐射，更易于被患者接受。通过超声,可以清晰地评估囊肿的大小、分隔、囊内是否有游离体等,从而将其分为单纯囊肿型、分叶囊肿型和囊液浑浊型。超声还可准确辨别囊肿与周围肌肉、神经和血管等组织的关系,有助于腘血管瘤及神经节囊肿的鉴别诊断。然而,随着对腘窝囊肿病因研究的深入,发现腘窝囊肿常伴有关节内病变。由于超声在诊断关节内病变方面的作用有限,单纯依赖超声检查可能会遗漏对关节内病变的诊断,从而影响治疗效果。

(三) MRI 检查

MRI 检查是目前公认的诊断 T_1WI 膝关节肿物、评估膝关节病变的"金标准"。在对膝关节进行 MRI 检查时,腘窝囊肿通常表现为 T_1WI 呈均匀低信号,T_2WI 呈均匀高信号,且可观察到与关节腔的交通口呈"鸟嘴样"。MRI 对软组织分辨率高,能多方位、多参数成像,对软骨、滑膜、半月板及韧带显示良好。它不仅能准确显示囊肿,了解囊肿开口与关节腔及周围结构的关系,还能观察到其他影像学方法不能显示的关节内并存的病变,如半月板撕裂、软骨损伤、韧带损伤情况等,对于指导手术方案和评估预后有重要意义。当腘窝囊肿发生破裂或渗漏时,MRI 检查可观察到周围软组织的水肿高信号。腘窝囊肿的 MRI 表现如图 6 - 37 所示。

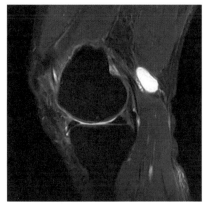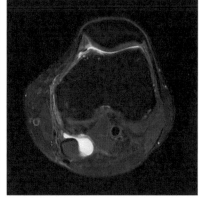

图 6 - 37　腘窝囊肿 MRI 表现

五、诊断和鉴别诊断

(一) 诊断

结合患者的病史、体征及辅助检查,多数腘窝囊肿可明确诊断。患者一般病史较长,有过劳史或外伤史,症状随活动量的增加而加重。超声和 MRI 检查可明确观察到囊肿的存在。

(二) 鉴别诊断

1. 半月板囊肿　少数半月板囊肿可远离半月板出现,内侧半月板囊肿通常较外侧者大。患内侧半月板囊肿时,屈膝时囊肿可能从膝内侧消失,而在腘窝部显现,这是由于膝内侧腘韧带的压力所致。

2. 膝部腱鞘囊肿　膝关节处一些硬度相同的软组织肿块,易与脂肪瘤混淆,病因不明。

3. 腘窝动脉瘤　对于腘窝出现的包块,应考虑腘窝动脉瘤的可能性,尽管该病并非罕见,但常被漏诊。由于膝关节退变可并发腘窝囊肿,动脉硬化症可并发动脉瘤,二者均发生在同一年龄组。此外,腘窝动脉瘤和腘窝囊肿相似,常呈对称性且均无明显症状,因此二者很易混淆。当存在腘窝囊肿时,腘窝动脉被囊肿遮盖而不易扪得搏动。若在腘窝部大范围扪得与脉搏一致的搏动,则可能患有动脉瘤。此外,若发现震颤与杂音,更有助于动脉瘤的诊断;但如果动脉瘤的囊腔已栓塞,此两项体征则难以发现。

4. 孤立性外生骨疣　从股骨三角区可能长出外生骨疣,同时伴有一个滑囊,这种骨疣与腘窝动脉瘤之间存在一定联系。为了确认或排除骨疣的存在,可以进行 X 线检查。

5. 腘窝静脉曲张　膝关节进行快速屈伸运动时,腘窝部出现的肿块可能是囊肿外,还可能是一团曲张的静脉。这通常是腘窝部探查手术结果为阴性时的另一个发现。

六、治疗

腘窝囊肿的治疗方案须根据患者的症状及囊肿类型来制订。对于无症状的腘窝囊肿,可暂不处理,通常可自愈或进展缓慢。对于有症状的腘窝囊肿,则需要行保守治疗或手术治疗。

(一) 保守治疗

对于有症状且病程在 6 周以内的腘窝囊肿,应首选非手术治疗,除非出现血管或神经压迫症状。早期的康复治疗应着重保持膝关节的灵活性,避免关节僵硬而产生活动受限导致疼痛加重。超声引导下抽吸囊液结合局部应用皮质类固醇药物,已被证实是有效的保守治疗手段。

(二) 手术治疗

当腘窝囊肿较大或有明显的合并症,严重影响患者日常生活且保守治疗效果不佳时,应考虑手术治疗。手术旨在去除腘窝囊肿的病理组织,手术方式须根据囊肿分型来确定。目前,腘窝囊肿的手术方式主要包括囊壁的处理、交通口的处理及关节内疾病的处理。

1. 传统开放手术　一般采取关节后方入路,通常在腘窝囊肿表面做"S"形或"Z"形切口。逐层切开皮肤及皮下组织,直至囊肿平面;然后沿囊壁分离周围组织,直至显露至囊肿的蒂部或与关节囊相连部。膝关节屈曲,放松腘绳肌及腓肠肌,使得位于半膜肌和腓肠肌内侧头之间的囊肿更易显露,便于囊肿自蒂部完全切除。切除囊肿后,采用单纯缝合或荷包缝合的方式关闭交通口。传统开放手术难度相对较低,手术时间较短,但术中易损伤血管神经等组织,伤口恢复慢且瘢痕明显。由于对组织剥离较多,关节粘连风险高,术后恢复缓慢。此外,单纯腘窝囊肿切除术的复发率较高,可达 40%~63%。

2. 关节镜手术　随着关节镜技术的进步及对腘窝囊肿与关节内疾病关系认识的加深,关节镜在腘窝囊肿治疗中的应用得到了广泛认可。常见的关节镜手术入路有前后联合、双后内侧及后内侧与后外侧联合入路。常规关节镜入路行关节腔清理术处理关节内病变,如半月板损伤、软骨损伤、滑膜炎等。关节镜可由后交叉韧带与股骨内侧髁间隙插入,进入膝关节后内侧间室,找到腓肠肌内侧头与半膜肌肌腱之间的裂隙结构。在关节镜监视下建立 1~2 个后内侧入路(图 6-38),使用篮钳或刨刀切除增生滑膜,扩大裂隙。以腓肠肌内侧头为标志,确认腘窝间隙周围滑膜皱襞部位,寻找囊肿与关节腔贯通口及囊肿内壁(图 6-39),使用刨刀打通囊肿与关节腔的双向通道,进行腘窝囊肿去顶内引流术。

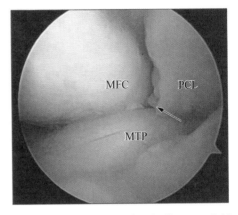

MFC:股骨内髁;PCL:后交叉韧带;MTP:内侧胫骨平台

图 6-38　关节镜进入后室通道

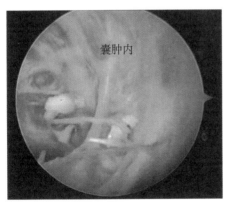 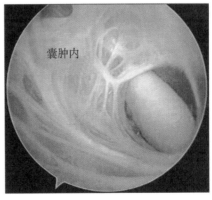

图 6-39　关节镜下囊肿内壁

所以,目前无论是选择交通口缝合还是开放,以及是否切除囊壁,均能达到较好的治疗效果。Zhou 等检索了 1980 年至 2015 年 7 月关于腘窝囊肿外科治疗的文献并进行荟萃分析表明,关节镜下处理关节内病变、扩大交通口以及切除囊壁的联合治疗方案是一种较为理想的治疗方式,但仍需一些高质量的随机对照试验来直接比较缝合交通口和扩大交通口的治疗效果,从而挑选出腘窝囊肿最好的治疗术式。

七、小结

腘窝囊肿的发病机制及诊断已基本达成共识。然而,在治疗方式的选择方面,仍存在争议。目前的手术方式主要有包括单纯腘窝囊肿切除术、腘窝囊肿切除术合并关节腔清理,以及采用不同入路的关节镜技术。自关节镜技术应用于腘窝囊肿的治疗以来,众多学者都在研究不同术式的治疗效果。除了单纯腘窝囊肿切除术复发率较高以外,其他术式的有效治疗率都有了明显的改善。但争议的焦点主要在于:①关节镜采取何种入路为最优选择。②腘窝囊肿与关节腔交通口应该缝合还是扩大。③腘窝囊肿的囊壁是否需要切除。期待未来可以有高质量的随机对照试验直接比较两种或多种治疗方式,从而为临床治疗提出更加有效的指导意见。

第七章 踝 关 节

第一节 踝关节镜及其应用概述

关节镜的基本构造是一个光学系统,中央是采集图像的棒镜系统,外围配有导入光源的光导纤维,并由金属保护鞘包裹。通过皮肤上 0.8～1.0 cm 的微小切口将关节镜放入关节内,连接摄像和显示设备可直接观察关节内形态和病变,并使用特殊器械对关节内疾病进行治疗,从而避免切开手术。踝关节镜的历史可追溯至 1939 年,Takagi 在日本骨科文献中首次报道了踝关节镜的检查方法,但并未引起重视。直至 1981 年,Johnson 在美国骨科文献中发表了相关报道后,踝关节镜手术才逐渐得到开展。1988 年,徐锦森在国内首先报道了踝关节镜的应用。随着关节镜技术的进步和手术器械的完善,踝关节镜手术的适应证也在逐步拓宽。

一、设备

踝关节镜手术设备包括镜头、监视器、光源系统及电动刨削系统等。在常规操作中,通常并不使用关节镜泵管理进出水流,而是依赖于 3 L 盐水袋中水的自然重力。踝关节镜系统如图 7-1 所示。

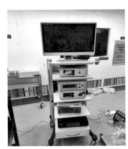
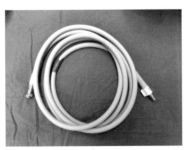
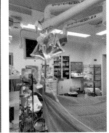

监视器　　　　　　　　光源系统　　　　　　　　水袋

图 7-1 踝关节镜系统

（一）镜头

踝关节镜的镜头（图7-2）一般采用直径为 2.7 mm 的硬镜，倾斜度为 30°，适用于前踝及关节内的关节镜检查。另外，此种型号的关节镜也能安全用于检查后踝关节、距下关节和肌腱的病变。特殊情况下，如踝关节间隙较紧的病例以及小儿病例，可选用直径为 1.9 mm 的关节镜。

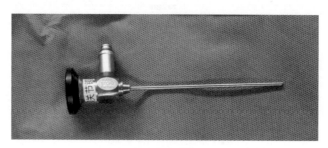

图7-2 踝关节镜镜头

（二）关节内器械

关节内器械如图7-3所示。

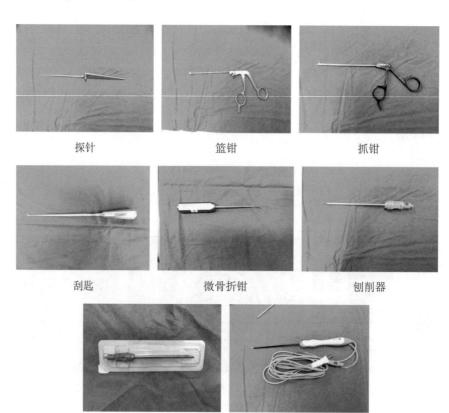

探针　　　　　　　　篮钳　　　　　　　　抓钳

刮匙　　　　　　　　微骨折钳　　　　　　刨削器

电动磨刀　　　　　　射频消融刀头

图7-3 常用关节镜下器械

1. 探针 用于触探关节内结构和设计手术入路。

2. 篮式钳 用于在增厚的软组织或瘢痕组织中制造空间,咬除部分增生结缔组织或修理剥脱软骨瓣。

3. 抓钳 用于抓取肌腱组织、摘除游离体及清除骨软骨缺损清理过程中产生的碎片。

4. 刮匙(不同尺寸和角度) 用于骨软骨缺损清理。

5. 微骨折钳(各种角度) 关节软骨损伤或缺损时使用,可促进软骨再生。

6. 骨锤 用于清除撞击的骨赘及关节镜下踝关节融合术的软骨清除。

7. 电动器械

(1) 刨削器:通常使用 2.5 mm 全半径刨削器,必要时使用 3.5 mm 刨削器。

(2) 电动磨刀:3.0～5.0 mm 球型磨刀可用于清除增生骨赘,以及关节镜下踝关节融合术的清理操作。

(3) 射频消融刀头:用于腔内止血及滑膜组织消融处理。

二、术中体位

麻醉后,患者取平卧位,大腿根部上止血带。根据手术需要,有时会将患者的足跟放置于手术床尾端,让足跟轻轻接触手术台。为便于镜下操作,有时需使用无创牵引装置牵开胫距关节。术中应限制牵引时间,以减少术后下肢神经麻痹和足末梢神经分支受压。

三、手术入路

1. 入路设置 常用入路为前内侧、外侧和后外侧入路。但须注意,后内侧入路存在胫后动脉和神经损伤的风险。不同入路可观察不同的结构:内侧入路便于观察内侧胫距关节、内侧距骨、内踝间关节面、内踝、内侧滑膜壁和三角韧带等结构;外侧入路适用于外侧胫距关节、下胫腓关节、外踝、距骨和外踝间关节面、外侧滑膜壁、距腓前韧带的检查;中央区入路便于观察胫骨穹窿部及相应距骨关节面;后外侧入路适用于观察胫骨后穹窿部及相应距骨关节面外踝及胫腓下关节后部(图 7-4)。

术前须标记安全区(图 7-5)。该区域包括腓骨远端、腓骨肌腱上缘和腓浅神经中间支。下伸肌支持带应标记为距离腓骨远端 1.5 cm。随后,用 10～15 ml 无菌生理盐水注入踝关节腔,以利于确认入路位置。穿刺针应易于进入踝关节内侧,并在外侧入路出口形成明显突起。采用逐步探查方式创建入路,以防止内侧隐神经和静脉及外侧腓浅神经的损伤。注意前入口可交互使用,用于观察和术中操作。通常在选择操作入路时应尽量靠近病变部位。

2. 内侧入路 首先建立内侧入路用于疾病的诊断。该入路与关节间隙平行,位于胫骨前肌腱内侧。正确位置在内踝尖端外侧约 1 cm 处,以可触及的软点为特征。

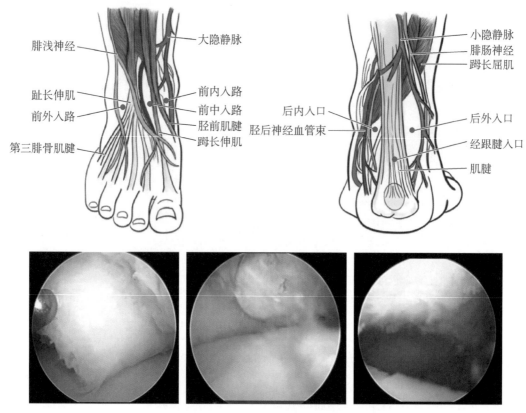

图7-4 手术入路及镜下视野

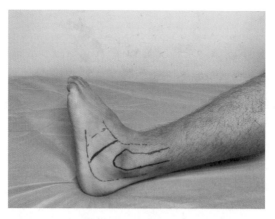

图7-5 安 全 区

3. 外侧入路 位于趾长伸肌腱外侧或腓骨第三肌腱外侧,须在直视下用腰椎穿刺针定位。在此过程中,应注意腓浅神经背皮支,其位于外侧入路附近,可通过第四趾屈曲来标志识别。

4. 关节内解剖 建立好工作通道后按照系统推荐的顺序进行镜下探查(图7-6)。按照顺序探查有助于保持良好的镜下定位,详细全面地对病患关节进行评估,从而针对

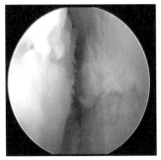

<table>
<tr><td>内踝间隙</td><td>距骨穹隆</td><td>外踝间隙</td></tr>
</table>

图 7-6 镜 下 解 剖

性制订后续治疗策略。具体步骤如下：

（1）观察内踝间隙并探查三角韧带，注意检查内踝尖端有无撞击，再检查内侧间室沟，注意有无游离体；再检查内侧距骨角，注意有无软骨缺损。

（2）探查前侧间室沟，清理增生滑膜及游离体。可以寻找前下胫腓韧带（Bassett 韧带）作为定位标志。清理该区域时需仔细，防止损伤腓深神经和胫前动静脉。可在清理时去除牵引，使神经血管束得以放松并远离刨削器。通过背屈和跖屈踝关节评估前踝撞击的骨赘。

（3）镜头向后同时牵引踝关节，探查距骨穹隆。在此过程中可以用探钩等工具探查及处理软骨损伤和剥脱，并适时完成微骨折等步骤。

（4）探查外踝间隙，包括外侧间室沟及外侧距骨角。这里存在"三分叉"解剖标志，即胫骨远端关节面、腓骨远端和距骨关节的区域。如无法看到"三分叉"则可能提示存在巴塞特病变或滑膜增生，此时应彻底清理直至可见。可以用穿刺针来评估胫腓联合韧带的完整性。

（5）探查距腓前韧带情况并进行必要的修复。

四、适应证

1. **踝关节滑膜炎及各种关节炎** 可进行踝关节镜下关节清理与滑膜切除手术，这是踝关节镜最基本的手术方式。

2. **踝关节滑膜软骨瘤** 踝关节镜下滑膜软骨瘤摘除是治疗此病有效且简单的方法。

3. **踝关节撞击综合征** 是踝关节常见的疾病，也是踝关节镜手术的主要适应证。按撞击组织类型分为骨性撞击和软组织撞击；按撞击发生部位分为前外撞击、前方撞击、前内撞击和后方撞击。通过踝关节镜下清除撞击的组织，能有效解除或缓解症状。

4. **踝关节不稳定** 踝关节扭伤虽常见但易被忽视，导致踝关节不稳定频发，严重影响患者的工作和生活。韧带修复是治疗的重要环节，修复方法由传统的切开演变为关节镜辅助小切口手术，目前已有很多全踝关节镜下韧带修复的方法报道。

5. 距骨骨软骨损伤　踝关节扭伤易引发距骨骨软骨损伤,关节镜下微骨折治疗、软骨移植等是常用的治疗方法且疗效显著。

6. 踝关节骨折　Maisonneuve 骨折通常伴随着下胫腓关节损伤,导致韧带组织嵌入下胫腓关节间,传统方法难以精准复位。踝关节镜手术可清除嵌入的韧带组织和血肿,清晰观察下胫腓关节和胫距关节面,实现精准的复位。对于一些简单的内踝骨折,踝关节镜手术可以清晰展示骨折端和关节面,准确评估复位情况。后踝骨折处理更为复杂,传统手术难以清晰观察骨折端和后踝关节面,只能依靠透视。踝关节镜手术则能克服这些限制,帮助精准复位和内固定。对于一些移位不严重的骨折,踝关节镜手术从后向前插入螺钉更为便捷,而传统的从前向后穿针内固定则很困难。

7. 踝关节融合　踝关节镜下踝关节融合是一种疗效可靠的手术方法。关节镜不但清晰地展示了踝关节结构,还可在监视下进行软骨清除、复位以及闭合穿钉固定,有效避免了切口坏死等传统手术存在的问题。

8. 跟腱末梢病　跟腱末梢病是导致足跟痛的主要原因之一。当保守治疗无效时,部分患者须手术治疗。关节镜手术可以切除病变滑囊、刨除增生骨质,从而达到治疗目的。

9. 跗骨窦综合征　由 O'Connor 于 1957 年首先报道,典型症状为踝关节外侧和跗骨窦部慢性疼痛,多数患者有外伤史。部分患者须手术治疗,关节镜能清晰显示跗骨窦的病变情况并进行相应处理。

五、并发症

踝关节镜手术的并发症大多数与解剖结构受损有关。其中神经损伤占半数,尤以腓浅神经(56%)、隐神经(24%)和腓肠神经(20%)为多。此外,血管损伤(如胫前动脉假性动脉瘤和足背动脉假性动脉瘤)、感染、关节血肿、深静脉血栓形成、窦道形成、肌腱损伤(如拇长伸肌的撕裂和趾总伸肌的撕裂)以及持续性的疼痛等亦有报道。

六、优缺点

1. 优点　①能够观察和检查关节面;②便于进行韧带结构的应力检查及手术操作;③术后病残率低;④微创,手术切口小;⑤早期康复及功能恢复迅速。

2. 缺点　①入口位置选择不当可能造成血管及神经损伤;②在距骨中央和后部进行器械操作较为困难;③手术器械成本较高。

七、小结

踝关节镜手术的创伤小、恢复快、疗效确切,但其技术难度较高,需要一定的学习积累,手术也存在有待完善之处。

第二节　踝关节撞击综合征

踝关节撞击综合征(ankle impingement syndrome)是由于运动时踝关节周围软组织或骨相互撞击、挤压导致的疼痛状态。临床主要表现为踝关节慢性疼痛,过度活动时疼痛加剧。病因主要为反复微创伤导致软骨损伤,进一步引发韧带、滑膜炎性增生和骨赘形成。关节活动时,增生的滑膜嵌入骨赘中,产生挤压疼痛。该综合征分为骨性撞击和软组织撞击两类,前者指距骨与胫骨骨赘间的撞击,后者为关节囊、滑膜、韧带增生、肥厚或瘢痕组织增生所致。后踝撞击综合征与三角籽骨综合征有关,而前踝撞击综合征则与胫骨、距骨骨质改变或软组织异常有关。

一、前踝撞击综合征

前踝撞击常被称为"足球踝",是慢性踝关节疼痛的常见原因。前踝撞击综合征(anterior ankle impingement syndrome)在运动员中更为常见。Morris 在 1943 年首先描述了这种情况,并将其命名为"运动员踝"。1950 年,Mc Murray 将其改名为"足球运动员踝",尽管实际上许多从事其他运动的运动员以及非运动员中也有此病症。患者由于前踝增生的软组织或者骨赘导致活动痛性受限。

(一) 病因和发病机制

目前,学术界普遍认为前踝撞击综合征是由于长期慢性运动损伤所致。这种损伤导致踝前骨赘增生或滑膜软组织增生,并在活动中卡压至踝穴内。这与骨性关节炎的病理机制类似。在此基础上,局部滑膜皱襞、滑膜下脂肪和胶原组织受压,引发急慢性炎症反应,导致疼痛、踝背伸受限等症状。

(二) 临床表现

1. 病史　前踝撞击综合征常见于年轻的运动员,特别是足球运动员以及芭蕾舞演员。其主要症状为活动相关的慢性前踝疼痛,这种疼痛通常难以明确描述,在运动时加重,但也可能发生在日常活动中。另一典型症状为踝关节背伸受限,或在极度背伸时引发疼痛。疼痛位置对于前踝撞击综合征的诊断和鉴别至关重要,并有助于后续治疗。如果压痛出现在前内侧,则撞击主要在前内侧;若压痛偏前外侧,则撞击亦偏前外侧;外侧撞击常可在前外凹处触及压痛,被动背伸可引发疼痛,但此检查常常出现阴性结果。

2. 体格检查　主要通过触诊判断压痛点的位置。触诊踝关节时,要询问患者疼痛部位。由于胫前肌以及趾长伸肌覆盖的前中区域存在肌腱及神经血管结构,触诊可能比较困难。而踝关节的前内侧以及前外侧软组织较少,触诊相对容易。若触诊疼痛点位于前内侧,则可诊断为前内侧踝关节撞击综合征;若位于前外侧,则为前外侧踝关节撞

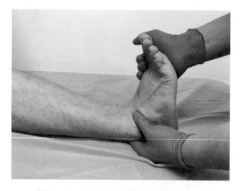

图 7-7 Molly 等描述的检查方法

击综合征。此外,在多数情况下,用力背伸踝关节至极度背伸位会诱发疼痛,但也可能出现假阴性结果。

Molly 等提出了一种有效的滑膜(软组织)撞击诊断方法(图 7-7)。首先,检查者适度背伸患者踝关节,用拇指挤压踝关节外侧间隙,同时被动背伸踝关节。若踝关节滑膜有增生,则会被检查者的拇指迫入关节内,从而在极度背伸位引起胫骨远端与距骨颈的撞击。若此操作使疼痛加重,则检查结果为阳性。在一项涉及73 例患者的研究中,这项检查的敏感度为 94.8%,特异度为 88%。

（三）辅助检查

X 线检查虽为最基础和有效的手段,但 MRI 和超声等检查可提供更全面的诊断信息。

1. X 线检查 标准的踝关节 X 线检查包括正侧位,对于骨性撞击的诊断和评估至关重要。此外,了解骨赘情况对于手术预后和术前计划具有重要意义。X线片可描述骨赘位置和大小,同时提供胫距关节间隙及关节退行性变的信息(图 7-8)。在影像上,骨性撞击的表现各异且与持续时间有关,早期可见胫骨远端前表面出现骨膜粗糙,向前伸展的骨桥以及距骨颈向后延伸的类似的骨桥。然而,由于胫前切迹的存在,在侧位片上观察前内侧骨赘比较困难;此时,斜前内侧撞击位可在

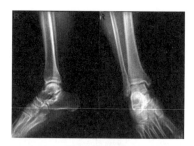

图 7-8 前踝撞击综合征 X 线影像学表现

增加诊断敏感度的同时,降低特异度,进而有效解决此类缺点。

2. MRI 检查 在诊断软组织撞击方面存在争议,其敏感度和特异度各异,但仅在关节积液出现时方能提供较为准确的信息。在软组织撞击患者,MRI 可观察到前外侧凹被填充的现象;在 T_1WI 和 T_2WI 上,前外凹处原有的正常脂肪信号被瘢痕或者水肿组织的强信号代替(图 7-9)。

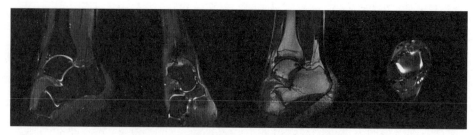

图 7-9 前踝撞击综合征 MRI 影像学表现

3. 超声检查 是诊断前外侧软组织撞击患者前外凹滑膜损伤的一种有效方法。

（四）治疗

1. 保守治疗 对于初发的踝关节撞击综合征,首选保守治疗。通过康复活动训练、关节内注射以及短期非甾体消炎药的使用,可减轻症状。关节内注射对于软组织撞击比较有效,激素可以减轻滑膜和关节囊的炎症。

2. 手术治疗 在保守治疗无效时,可以考虑手术治疗。切除关节内的骨赘和异常软组织通常预后良好。手术方法可以是经典的切开术式或关节镜手术,目前主流治疗方式是关节镜下微创骨赘切除及软组织清理(图 7 - 10)。

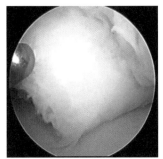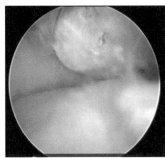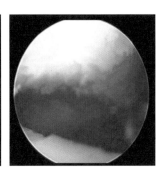

前踝增生骨赘　　　　　　前踝软组织增生　　　　　　软组织清理后

图 7 - 10 镜 下 视 野

手术要点如下:

（1）麻醉方式可选择全身麻醉、脊髓麻醉或者硬膜外麻醉,必要时可联用下肢神经阻滞麻醉以减轻术后的疼痛。

（2）患者取仰卧位,同侧髋关节下方垫高 10 cm,使踝关节处于旋转中立位。术足超出手术台边缘,方便术者用身体抵住足底进行操作。

（3）术中可使用踝关节牵引装置拉开踝关节间隙,牵引程度应依骨赘位置而定,以便于术者处理。但须注意避免过度牵引,以免前关节囊过紧,影响术者对骨赘的辨别和处理。

（4）对于骨性和软组织撞击,须建立标准的前内和前外切口。在特殊情况下,可能还须额外切口(如外踝或者内踝尖前方切口)。

（5）使用长 11 mm、直径 2.7 mm、30°的关节镜,配套 4.6 mm 镜鞘。在检查关节其他部位后,重点观察关节前表面。

（6）使用 2.9 mm 或 3.5 mm 磨钻处理前方骨赘。在踝关节轻度或完全背伸位时,骨赘更易被发现,并且距骨的负重软骨面不显露,避免医源性损伤。须特别留意踝关节前部的轮廓,避免去除过多的骨质。

（7）为了去除瘢痕组织、增生的滑膜以及下胫腓前韧带的远端产生撞击部分,可使用直径 2.9 mm 的刨削刀。若软组织特别坚韧，可改用 5.5 mm 的刨削刀以加快切除速度。

（8）当胫距关节内，特别是前外和前内凹的撞击软组织被完全切除后，软组织切除步骤完成。应确保所有的骨性增生被切除，直至胫骨和距骨的轮廓被重建。将踝关节置于背伸位，以确定前方没有可能引起撞击的组织残留。

（9）根据术前影像学资料，若存在内踝游离体小骨块，须一并取出，必要时附加内踝下辅助切口。若存在腓骨尖小骨块，可在踝关节极度背伸位时将镜头转至腓骨尖取出。

（10）处理完关节内其他异常后，须仔细冲洗，确保无残留物。最后撤出关节镜，关闭切口。

（11）术后须用加压绷带或夹板进行固定。术后处理须考虑是否同时处理了踝关节其他问题。若仅处理了前踝撞击，建议制动 1 周，随后可进行积极的轻柔活动。伤口愈合后应积极进行功能锻炼，但 6 周内应避免体育运动。

二、后踝关节撞击综合征

后踝关节撞击综合征（posterior ankle impingement syndrome）又称距后三角骨撞击综合征，指踝关节过度跖屈导致踝关节后方的骨性结构及软组织受压而产生疼痛的疾病。由于该疾病多见于与拇长屈肌腱病变有关的舞蹈者，故又称"舞蹈足"。

（一）病因和发病机制

具体机制尚未明确，目前学术界主流观点有两类。一类称之为骨性撞击学说，常见于胫骨后缘过度向下倾斜、跟骨后突过长等情况。当关节过度跖屈时，距骨内旋转并受压，可能导致距后三角骨在跟骨与胫骨之间受挤压，而急性损伤（如距骨后突骨折、距后三角骨骨折、距后三角骨与距骨之间的纤维软骨断裂等）则较为罕见。另一类为软组织撞击学说，可能发生在距后三角骨与胫骨远端的边缘，以及距后三角骨与跟骨之间增厚的关节囊和瘢痕组织。踝关节跖屈时，后踝间韧带可移动至踝关节后部，增加后踝关节撞击的风险。此外，当踝关节过度跖屈时，拇长屈肌腱可能在纤维骨性隧道内受到挤压，从而引发肌腱的无菌性炎症或退行性改变。

（二）临床表现

1. 病史　后踝关节撞击综合征患者多数有急性或反复的踝关节跖屈损伤史。其主要临床表现为踝关节后方疼痛，且在进行踝关节跖屈动作（如跳舞、踢足球、跑步或穿高跟鞋行走）时疼痛加重。骨性撞击引起的疼痛多在踝关节后外侧；而由拇长屈肌腱鞘炎引起的疼痛则多在踝关节后内侧。

2. 体格检查　经典检查方法是踝关节背侧跖屈位试验。从中立位开始，反复、快速、被动地进行过度跖屈活动，在足相对于胫骨轻度外旋位或内旋位重复检查。检查者在跖屈最大位置进行旋转活动，研磨距后三角骨。若试验结果为阴性，则可排除后踝撞击综合征。若试验结果为阳性且存在明确的踝后外侧触痛，则可进行后续诊断性封闭试验，即对距骨后侧突的突出部分与胫骨后缘之间的关节囊进行利多卡因浸润注射;若跖屈时疼痛消失,则可确诊。

（三）辅助检查

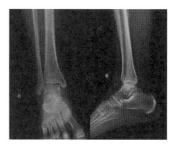

图 7‑11 后踝撞击综合征 X 线影像学表现

1. X 线检查 足侧位 X 线片可显示距后三角骨,但须注意这可能是无症状的解剖变异,应结合踝关节后部疼痛症状进一步明确诊断(图 7-11)。

2. MRI 检查 可清晰显示后踝发生解剖变异的骨性结构、骨质形态及骨髓水肿情况,还可明确踝部韧带等软组织损伤、滑囊积液及滑膜炎等状况(图 7-12)。

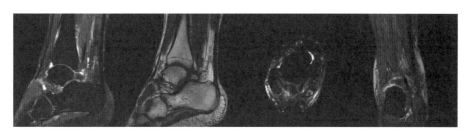

图 7‑12 后踝撞击综合征 MRI 表现

（四）治疗

1. 保守治疗 早期首选非手术方法治疗,目的是减轻后踝疼痛等症状,提高患者的生活质量。具体包括休息、口服非甾体消炎药及局部封闭等。

2. 手术治疗 关节镜技术是目前主要的手术方式,采用后内侧入路联合后外侧入路进行操作。经跖屈踝关节或第一跖趾关节识别蹞长屈肌腱,通过切除异常的三角突或三角骨以缓解相关症状,同时清除周围炎症或肥大的软组织。

手术要点如下:

（1）采用全身麻醉或硬膜外麻醉,患者俯卧于特制手术床,配合软组织牵引装置。

（2）使用直径 4.0 mm、30°关节镜,也可使用直径 2.7 mm 关节镜配合 4.6 mm 套筒。

（3）于外踝水平、跟腱内外侧前方建立后内侧、后外侧通道。蹞长屈肌腱是关键的解剖标志,一旦显露即停止向内继续操作,以防损伤胫后血管神经束。

（4）处理踝关节后方撞击因素,包括去除距后三角骨或肥大的距骨后突,清理增生肥厚的软组织,蹞长屈肌腱炎时则须进行肌腱的松解处理。

第三节 踝关节韧带损伤

踝关节是人体承担负重最多的关节,踝关节周围韧带提供了软组织稳定性,主要包括胫腓韧带、三角韧带、距腓前韧带、跟腓韧带、距腓后韧带等。其中,距腓前韧带是踝外侧的主要稳定结构,也是运动损伤的高发区。在足跖屈位时,距骨前宽后窄的形态韧带张力达到最高,这也是扭伤时距腓前韧带易受损的主要原因。踝关节韧带损伤后,患者常会出现踝关节不稳,伴随疼痛、功能障碍和反复扭伤,严重影响患者的运动功能和日常生活。本节简要介绍踝关节周围韧带的解剖以及关节镜外侧韧带修复技术。

一、解剖特点

踝关节周围韧带根据其解剖位置可以分成 3 组:外侧副韧带、内侧副韧带(三角韧带)和下胫腓联合韧带。

(一)外侧副韧带

外侧副韧带复合体包括距腓前韧带、跟腓韧带和距腓后韧带。

1. 距腓前韧带 起自外踝前缘,向前下斜行止于距骨颈外侧面,厚 2~2.5 mm。中立位时与足的长轴平行,与小腿的长轴垂直。距腓前韧带的主要作用是限制距骨前移。

2. 跟腓韧带 起自外踝尖,向后下斜行止于跟骨外侧面,位于腓骨长短肌腱的深方。跟腓韧带的主要作用是限制跟骨内翻。

3. 距腓后韧带 起自外踝后部的外踝窝,水平向后止于距骨后外侧突,为最强韧的一束。跟腓后韧带的主要作用是限制距骨后移。

(二)内侧副韧带

内侧副韧带即三角韧带,与踝关节其他结构共同维持踝关节稳定。三角韧带属于复合韧带,呈扇形结构,由浅层和深层组成。浅层结构包括胫舟韧带、弹簧韧带、胫跟韧带;深层结构包括胫距前韧带和胫距后韧带。

(三)下胫腓联合韧带

胫腓骨远侧关节面由腓骨远端的凸面和胫骨远端的凹面组成,并由胫腓韧带连接,关节内无软骨结构。该韧带由 4 个部分组成:骨间韧带、下胫腓前韧带、下胫腓后韧带及下横韧带。骨间韧带由骨间膜远端增厚形成;下胫腓前韧带起于胫骨远端结节(Chaput结节)的前外侧,止于腓骨嵴的前侧;下胫腓后韧带起于胫骨嵴后侧,止于外踝后缘;下横韧带组成下胫腓后韧带的下半部分,可视为下胫腓后韧带的一部分。在维持踝关节稳定性方面,下胫腓前韧带(占 35%)和下胫腓后韧带深层(占 33%)的作用最为显著,其次是骨间膜(占 22%)和下胫腓后韧带浅层(占 9%)。

二、损伤机制及分级

踝关节是人体负重最多的关节,其解剖特点是外侧肌肉及韧带结构较内侧薄弱。鉴于踝关节内翻幅度大于外翻,扭伤时外侧结构易受损。特别是在足跖屈位时,肌肉收缩能力较弱,扭伤风险增加。因此,踝关节外侧韧带损伤较为常见,也是临床最常见的运动损伤之一。若距腓前韧带和跟腓韧带同时断裂,或三角韧带完全断裂时,往往会导致踝关节暂时性脱位或半脱位,甚至可能合并外踝或内踝骨折。

（一）损伤机制

1. 外侧韧带损伤　踝关节在跖屈状态下受到内翻应力或内旋应力,首先会导致前外侧关节囊撕裂,随后是距腓前韧带损伤,之后可合并跟腓韧带不同程度的撕裂。距腓后韧带很少受损,除非发生完全脱位或是合并骨折,单独的跟腓韧带损伤非常少见。

2. 内侧韧带损伤　外翻或旋前损伤。单纯的三角韧带撕裂较少见,多数情况下会合并胫腓下联合韧带损伤,有时还可能伴有腓骨骨折或内踝撕脱骨折。

3. 下胫腓联合韧带损伤　外旋或背伸损伤,常合并内踝骨折、外踝骨折或三角韧带断裂。有时表现为下胫腓联合韧带的胫骨侧止点撕脱骨折。

（二）损伤分级

根据韧带的断裂程度,可将损伤分为 3 度。Ⅰ度损伤:韧带拉伤,关节无不稳定;Ⅱ度损伤:韧带部分断裂,伴有轻度不稳定;Ⅲ度损伤:韧带完全断裂,合并显著的不稳定。

三、临床表现

踝关节扭伤后,59％的患者会出现疼痛、肿胀、僵硬感和不稳等症状。这些症状会导致患者活动受限,大多数患者伤后运动水平下降,甚至影响日常生活。接近 40％的患者伤后踝关节处于不稳状态,易反复扭伤和疼痛,严重者可出现足内翻或外翻畸形。踝关节扭伤导致不稳分为外侧不稳和内侧不稳,外侧不稳合并关节软骨损伤的发生率为55％,以距骨骨软骨损伤为主,尤其是距骨内侧关节面。同时,外侧关节软骨损伤的比率也明显增加。内侧不稳合并软骨损伤的发生率高达98％。软骨损伤是踝关节扭伤后疼痛的主要原因之一,其他因素如软组织撞击、滑膜炎等也占据重要地位。

（一）外侧韧带损伤

1. 病史　踝关节扭伤后,外侧软组织出现肿胀和疼痛,严重时有瘀斑,伴有不同程度的活动受限。严重者患侧无法负重行走。

2. 体格检查

1）触诊确定压痛点　压痛点主要在踝关节外侧,即距腓前韧带和跟腓韧带所在的部位。寻找压痛点时应注意联合伤的检查。触诊标志是先找到跟距关节外侧的凹陷,即跗骨窦。跗骨窦外上缘与外踝尖的连线即距腓前韧带;趾短伸肌肌腹的深处即为跟骰关节;第 5 跖骨底为腓骨短肌的止点,找到此点即可触及跗骰关节。

2）特殊试验　有助于判断韧带损伤,必要时可在麻醉下进行。

（1）足旋后试验:重复损伤动作,将足被动旋后,外侧相应的损伤部位出现疼痛,则提示外侧韧带损伤。若踝内侧疼痛,则可能是副舟骨或内侧三角韧带损伤。

（2）前抽屉试验:用于检查外侧副韧带是否完全断裂。检查者一手握住小腿远端,一手握住足跟,使距骨向前错动,对比两侧。若伤侧错动范围较大,则为阳性,此试验在踝关节轻度跖屈位时最易进行。有文献指出,踝关节中立位抽屉试验阳性表明距腓前韧带完全断裂。跖屈位抽屉试验阳性则提示跟腓韧带完全断裂。

(3)内翻应力试验:将踝关节被动内翻,若伤侧踝关节在外侧关节隙出现较大的"开口"即为阳性,表明距腓前韧带或(和)跟腓韧带完全断裂。

(二)内侧韧带损伤

1. 病史　踝关节内侧软组织肿胀、疼痛,严重时有瘀斑,伴有不同程度的活动受限。

2. 体格检查

(1)压痛:内踝尖下方压痛最明显。

(2)足旋前试验:重复损伤动作,将足被动旋前。若内侧相应的损伤部位出现疼痛,则提示可能内侧韧带损伤。

(3)前抽屉试验和外翻应力试验:检查方法与外侧副韧带断裂相似,区别在于检查内侧副韧带时,须采用外翻动作进行应力试验。

(三)下胫腓联合韧带损伤

1. 病史　单纯下胫腓联合损伤并不多见,患者常表现为急性踝关节不稳、疼痛、肿胀及功能障碍等。此类损伤多合并踝部骨折,其中旋后-外旋型踝关节骨折最多见。患者通常有明确的外伤史,并且临床表现明显。

2. 体格检查

1)触诊确定压痛点　疼痛部位多位于踝关节前外侧,外侧副韧带上方。通常在上山或单腿站立抬高足部时发生。触诊时,在踝关节前外侧偏近端常有压痛,从关节处到最近端压痛的距离称为疼痛长度,这一长度通常与MRI检查的阳性表现相关。

2)特殊试验　以下特殊试验有助于诊断。

(1)交腿试验:患肢腓骨远端1/3置于对侧膝关节上,检查者下压患肢膝关节,若诱发疼痛则为阳性。

(2)腓骨平移试验:患者取坐位或仰卧位,检查者一手固定胫骨,另一手尝试前后移动腓骨。若与健侧相比,移位超过2~3 mm,则为阳性。

(3)挤压试验:患者取坐位,患肢膝关节屈曲90下垂,检查者用手掌在压痛点以外挤压胫腓骨,若诱发疼痛则为阳性。

(4)外旋应力试验:患者取坐位,检查者一手固定胫骨,另一手背伸同时外旋踝关节,若诱发疼痛则为阳性。

(5)动态检查和站立位旋转试验:患者向前行走3米,返回时提踵行走,接着踮脚行走,之后进行站立位双足跟抬高和单足跟抬高。完成上述动作后,进行站立位旋转试验,患肢站立,外旋肢体和患肢,若诱发疼痛则为阳性。得到阳性疼痛结果后,使用10 cm宽的绸带紧紧缠绕以固定踝关节,稳定下胫腓关节,再重复上述试验时患者疼痛应有所减轻。

（四）慢性踝关节不稳定

1. 病史　慢性期疼痛和压痛不明显，但患者常主诉踝周不适感。追问病史，多数患者曾有过扭伤史，之后经常出现"打软腿"或者反复扭伤的情况。

2. 体格检查

（1）抽屉试验和内翻试验：与健侧相比，患侧踝关节松弛、活动度明显增大。

（2）坎伯兰踝关节不稳量表（Cumberland Ankle Instability Tool，CAIT）：如表7-1所示。该量表涵盖了常规问诊、体格检查的内容，适合临床经验较少的初级医师使用。

表 7-1　CAIT 量表评分

项　目	分　值
1. 我的踝关节感觉疼痛	
从未	5
运动中	4
奔跑于不平的路面时	3
奔跑于平整的路面时	2
行走于不平的路面时	1
行走于平整的路面时	0
2. 我的踝关节感觉不稳定	
从未	4
有时在运动中有此感觉（并非每次运动均如此）	3
经常于运动中有此感觉（每次运动均如此）	2
有时在日常生活中有此感觉	1
经常于日常生活中有此感觉	0
3. 当我做急转身时感觉踝关节不稳定	
从未	3
有时于奔跑时有此感觉	2
经常于奔跑时有此感觉	1
行走时	0
4. 下楼梯时我的踝关节感觉不稳定	
从未	3
快速行走时	2

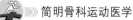

（续表）

项　目	分　值
偶尔	1
经常	0
5. 以单腿站立时我的踝关节感觉不稳定	
从未	2
以足尖着地支撑身体时	1
以全脚掌着地支撑身体时	0
6. 我的踝关节在如下情况中感觉不稳定	
从未	3
单腿跳来跳去时	2
原地单腿跳时	1
双腿跳起时	0
7. 我的踝关节在如下情况中感觉不稳定	
从未	4
奔跑于不平的路面时	3
慢跑于不平的路面时	2
行走于不平的路面时	1
行走于平整的路面时	0
8. 当我将要发生明显的崴脚动作时,我能控制住	
立即	3
经常	2
偶尔	1
从不	0
我从未崴过脚	3
9. 在典型的崴脚情况发生后,我的踝关节能恢复"正常"	
几乎是立即	3
不超过 1 天	2
1~2 天	1
超过 2 天	0
我从未崴过脚	3

四、辅助检查

(一)外侧韧带损伤

1. X线检查　包括多角度拍摄,如踝关节前后位、侧位、踝穴位和应力位。前后位和侧位摄片主要用于排除踝关节骨折、韧带止点的撕脱骨折;踝穴位可用于排除下胫腓韧带损伤;应力位则有助于判断外侧副韧带损伤的程度。内翻应力位X线检查可测量距骨倾斜角,若倾斜角较对侧大于5°,则提示外侧副韧带断裂。前抽屉应力位X线检查可测量距骨前移距离,正常情况下不超过3 mm;若距骨前移距离大于

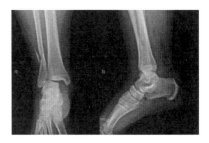

图7-13　踝关节骨折伴距骨半脱位
X线影像学表现

此值,则提示外侧副韧带断裂。前抽屉应力位X线可显示距骨是否有前向半脱位的表现,这在诊断中的单纯测量距骨前移距离具有更大的意义(图7-13)。

2. MRI检查　踝关节中立位或背伸10°位的轴位片可清晰显示距腓前韧带和距腓后韧带。正常情况下,距腓前韧带呈现条索状均一的低信号,而距腓后韧带则显示为较宽厚的略呈扇形、信号不均一的结构。跟腓韧带在踝关节跖屈位的轴位片或冠状位片上最为清晰,表现为低信号的条带状结构。在急性损伤期,可观察到低信号的韧带中出现片状高信号、韧带连续性中断、周围软组织水肿以及关节腔积液等征象(图7-14)。

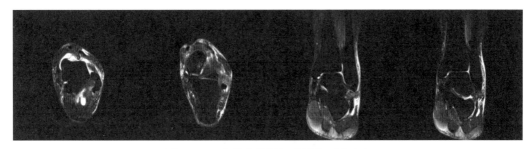

图7-14　踝关节外侧韧带损伤MRI表现
注:距腓前、跟腓韧带完全撕裂,内侧三角韧带部分撕裂。

3. 其他　B超、关节腔造影等也有助于韧带损伤判断。

(二)内侧韧带损伤

1. X线检查　包括多角度拍摄,如踝关节前后位、侧位、踝穴位和应力位。注意观察距骨是否外移,若踝穴位显示内侧关节间隙>4 mm,可诊断为三角韧带断裂。外翻应力位X线检查可测量距骨倾斜角,若倾斜角>10°,可诊断为韧带断裂。

2. MRI检查　踝关节背伸10轴位片可显示构成三角韧带的4个部分,而冠状位则能显示三角韧带的浅层和深层。冠状位下的三角韧带呈扇形,由于纤维束之间含有脂肪

组织而显示不均一的信号。急性损伤时,表现为低信号的韧带中出现片状高信号、韧带消失、连续性中断、周围软组织水肿以及关节腔积液等征象(图7-15)。

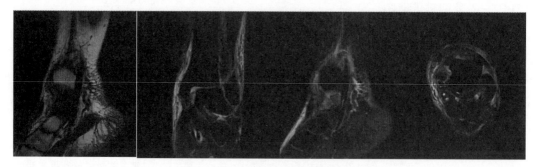

图7-15 三角韧带撕裂 MRI 表现

3. 其他检查 如关节造影、B超检查等。

(三)下胫腓联合韧带损伤

1. X线检查 观察下胫腓间隙是否增宽,胫腓重叠是否减少,以及内踝间隙是否增宽。下胫腓间隙是指腓骨内侧缘至关节面近端1cm处胫骨腓切迹后缘的距离,在正位和踝穴位X线片上这一距离应小于6mm。下胫腓重叠为胫骨前结节与腓骨的重叠距离,正位X线片上这一距离应大于6mm,踝穴位片上通常大于1mm。内踝间隙为内踝内侧缘至距骨外侧缘的距离,通常这一距离应与上方胫距关节一致,且不应该超过4mm。必要时,可在麻醉下观察应力试验的X线影像学表现。

2. MRI检查 诊断下胫腓联合韧带损伤的敏感度、特异度和准确度分别为100%、93%和96%。在MRI检查中,若内踝和下胫腓间隙存在相通的液体信号,称为Lambda征,其诊断下胫腓联合韧带损伤的敏感度和特异度分别为75%和85%。此外,在MRI检查中发现液体外溢还可能提示骨间韧带损伤(图7-16)。

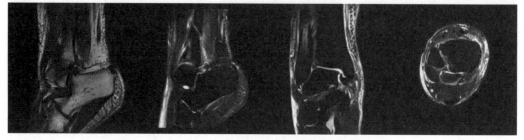

图7-16 下胫腓联合韧带损伤的 MRI 表现
注:显示下胫腓前联合韧带+踝关节外侧韧带多发损伤。

(四)慢性踝关节不稳定

1. X线检查 包括多个角度的踝关节前后位、侧位、踝穴位和应力位。应力位有助于评估踝关节的松弛程度。若合并踝关节骨性关节病,X线片上可见增生骨赘。

2. MRI 检查　在韧带损伤的慢性期,MRI 检查可显示韧带缺失、变细、松弛弯曲,或因瘢痕增生、血肿机化而增粗。同时,MRI 检查能够明确是否合并关节软骨损伤及撞击综合征(图 7-17)。

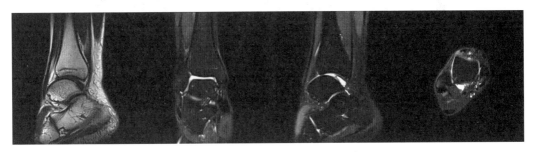

图 7-17　慢性踝关节不稳定的 MRI 表现

五、治疗

(一) 急性踝关节韧带损伤

大多数Ⅰ度或Ⅱ度踝关节扭伤或韧带损伤可通过功能位支具制动和早期康复治疗获得良好效果。临床上遵循休息(rest)、冰敷(ice)、加压(compression)、抬高(elevation)原则(即 RICE 原则进行治疗)。

1. 休息　停止走动,让受伤部位静止休息,避免进一步损伤。

2. 冰敷　降低受伤部位温度,减轻炎症反应和肌肉痉挛,缓解疼痛,抑制肿胀;每次20～30 min,每 2 小时 1 次,注意不要直接将冰块敷在患处,可用毛巾包裹冰块,以免冻伤。冰敷仅限伤后 48 h 内。

3. 加压　使用弹性绷带包裹受伤的踝关节,适当加压,以减轻肿胀。注意不要过度加压,否则会加重包裹处以远肢体的肿胀和缺血。

4. 抬高　将患肢抬高,高于心脏位置,增加静脉和淋巴回流,减轻肿胀,促进恢复。

一期手术治疗的适应证包括巨大的撕脱性骨折、严重内外侧韧带损伤以及严重性韧带损伤。

(二) 慢性踝关节不稳定

早期可进行功能康复锻炼,同时配合支具保护,这包括踝关节周围肌力、本体感觉和平衡觉锻炼等。若长期存在踝关节不稳症状,且影像学检查明确距腓前韧带存在损伤证据,可行手术治疗。踝关节外侧韧带修复手术主要包括解剖修复、非解剖重建和解剖重建(自体和异体植入物的应用)等方式。

1. 解剖修复　可分为开放解剖修复手术和关节镜下解剖修复手术。常用的手术方法有 Broström 法和改良 Broström-Gould 术(图 7-18)。

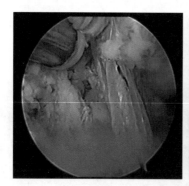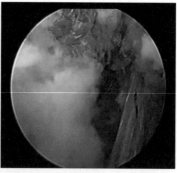

图 7-18 踝关节外侧韧带解剖修复

（1）Broström 法：采用穿骨质的方法将距腓前韧带缝合至腓骨远端，直接修复韧带断端，从而有效治疗踝关节不稳。1966 年，Broström 报道该手术方法，并指出其对术后踝关节稳定性的恢复效果良好，治愈率为 85%。

（2）改良 Broström-Gould 术：1980 年，Gould 对 Broström 法进一步改良，在原有手术基础上增加了伸肌支持带的缝合加强。该手术方法简单、费用低，不损害腓骨长短肌肌腱，并发症少，对踝关节的生物力学影响小。关节镜下改良 Broström-Gould 术治疗距腓前韧带损伤结合了微创手术的优势，可吸收锚钉结合改良 Broström-Gould 法修复距腓前韧带，手术过程简便，是治疗慢性踝关节外侧不稳的有效方法。通过缝合后的机械限制，踝关节及距下关节的生物力学稳定性得以恢复。

2. 非解剖重建　包括 Watson-Jones 手术、Evans 手术、Chrisman-Snook 手术及其改良术式。这些方法在缓解疼痛、稳定踝关节以及早期恢复运动方面表现良好，但术后部分患者可能发生足背屈外翻功能障碍及踝关节内翻等并发症，因此目前临床上很少使用。

（1）Watson-Jones 术式：通过腓骨短肌腱重建距腓前韧带，虽然近期治疗有效，但远期并发症较多，所以现在很少使用。

（2）Evans 术式：是维持踝关节外侧稳定的一种手术方法，但术后患者并发症较多，会引起整个踝关节屈曲范围内距下运动明显受限。

（3）Chrisman-Snook 术式：通过劈开的腓骨短肌腱方式重建距腓前韧带和跟腓韧带来维持踝关节外侧的稳定，但这不符合正常的解剖关系。

3. 解剖重建　包括腓骨短肌重建、同种异体重建(internal brace)以及人工编织材料宽线带(suture tape)的应用(图 7-19)。

（1）腓骨短肌腱重建术：优点在于不破坏韧带本身，也不改变踝关节及距下关节的生物力学性质。与同种异体肌腱比较，该手术费用低且排异性小。然而，由于该手术改变了正常的解剖结构，部分患者会感到踝关节活动受限，术后有较多的潜在并发症。

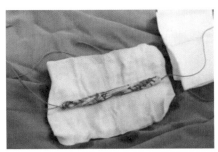

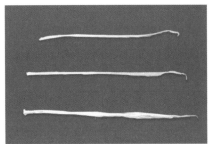

腓骨短肌　　　　　　　　　　　　　同种异体肌腱

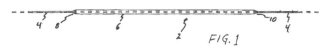

宽线带（人工编织材料）

图 7 - 19　踝关节外侧韧带解剖重建材料

（2）同种异体肌腱：相较于自体肌腱，其优点在于来源丰富且肌腱强度足够。但是其价格昂贵，并存在潜在排异和感染等风险。

（3）宽线带：具有一定生物力学强度，短期内临床随访效果良好，能维持原有韧带位置。宽线带特别适用于韧带残留较少、难以直接修复的情况。宽线带能提供良好的即刻生物力学强度，有助于患者早期进行功能锻炼。

4. 全镜下 Broström-Gould 手术流程　如图 7 - 20 所示。

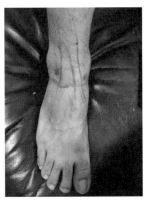

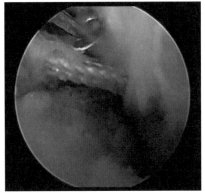

入路及切口标记　　　　　　　带线锚钉穿皮点位

图 7 - 20　全镜下 Broström-Gould 术

（1）手术前确定解剖标志，包括腓浅神经、腓骨肌腱上缘和腓骨远端，以及腓骨中线的位置。在腓骨尖近端 3 cm 处标记辅助切口的位置。

（2）采用标准的前内侧和前外侧入路进行踝关节镜检查。使用 4 mm 镜头和刨刀实施广泛的关节镜清理术。外侧沟，包括距腓前韧带起点附着的远端腓骨前部，须彻底清理。

（3）通过前外侧入路将导向器放置到腓骨远端上部约 1 cm 的中线位置,用锤子将第一枚锚钉插入并固定,注意锚钉深度适中。

（4）缝合套索经皮放入,以一定角度穿向前外侧入路,并将锚钉缝线穿过距腓前韧带、关节囊、伸肌下支持带,点位 1 位于远端腓骨下前方 1.5～2 cm 处。

（5）将空心的镍钛合金缝合引线置于缝合套索中。首先,向前用于抓取缝合锚钉上的第一股缝线,然后向回拉从皮肤在点位 1 穿出。在距离点位 1 前上方约 1 cm 处,按照相同方式使套索穿入皮肤并从前外侧入路穿出。接着,将缝合锚钉的第二股缝线回拉经皮肤穿出点位 2。

（6）以相同技术插入第二枚骨锚钉,放置于距骨外侧穹顶水平、腓骨中线处。缝线穿出前外侧入路后,再次使用缝合套索和引线来抓取单股缝线,并在前一股缝线前上方约 1 cm 穿出,形成点位 3 和 4。最终,4 股单独的缝线都穿出皮肤。

（7）在点位 2 和 3 之间切开皮肤,形成辅助入路。使用止血钳进行钝性分离,直至触及伸肌下支持带。随后,通过皮肤使用关节镜探针收集缝合股线,使其穿出辅助入路。解除下肢牵引,足部保持背屈、外翻。对每个骨锚钉的缝合股线进行手工打结,维持适当的张力,避免张力过大导致患者术后不适。

（8）打结完成后,距腓前韧带、关节囊和伸肌下支持带均被固定到腓骨前部。

（9）若需增强固定,可在腓骨中线、远端腓骨向近端约 3 cm 处生成一个 1～2 cm 的单独切口,分离至腓骨。使用 2.9 mm 生物可吸收锚钉系统在腓骨上钻孔。止血钳经腓骨上的切口紧贴骨面穿入,再从缝线打结的辅助入路处穿出。随后,用止血钳夹住缝合股线,拉向近端并从腓骨切口处穿出。最后,使用 2.9 mm 生物可吸收界面螺钉将线固定到腓骨上。

第四节　距骨骨软骨损伤

距骨骨软骨损伤(osteochondral lesions of the talus)是指距骨滑车局限性的骨软骨损伤,主要涉及距骨穹隆关节软骨面和(或)软骨下骨质。此类损伤在临床上较为常见,其特征为局部关节软骨剥脱。损伤后可引起踝关节反复疼痛、肿胀等不适,是踝关节慢性疼痛的主要原因之一。本节简要介绍距骨骨软骨损伤相关知识,并展示关节镜手术相关内容。

一、解剖特点

距骨缺乏肌肉或肌腱的附着,60% 被关节软骨覆盖。供应距骨的大多数血管通过跗骨窦的通道进入距骨颈。足背动脉主要供应距骨头和距骨颈的血供,跗骨窦动脉由腓动脉和足背动脉的分支组成,骨管动脉由胫后动脉的分支组成。这条动脉汇聚距骨下方的浅沟进入距骨颈。这些解剖特点使得距骨在外伤后容易发生软骨损伤和缺血性坏死等改变。

二、病因和发病机制

距骨骨软骨损伤主要由外伤引起,特别是前外侧损伤较为常见,而后内侧损伤相对较少。部分后内侧损伤并不一定由外伤直接导致,可能与原发性缺血、内分泌代谢以及家族遗传等因素有关。前外侧损伤多因踝关节内翻和背伸暴力导致距骨顶前外侧面撞击腓骨所致,剪切暴力产生切线应力进而形成浅表、类圆形的损伤。而后内侧损伤则是由于踝关节内翻、跖屈和外旋暴力导致后内侧距骨顶撞击胫骨远端关节面产生相对垂直的暴力,从而造成深的、杯形的损伤。当骨受到剪切应力影响,可能导致软骨下骨折而关节软骨却完整。若应力超过骨和软骨的极限强度,则发生完全移位的骨软骨病变。典型的病理表现包括软骨变薄、磨损、软骨下骨缺损或囊肿、游离体、关节积液以及缺口内稳定或不稳定的碎片。此外,部分距骨骨软骨损伤会伴随关节软骨下囊肿的形成。可能的形成机制为:距骨骨软骨损伤后,软骨表面出现裂缝,关节液可通过裂缝渗透至软骨下骨;受踝关节活动的影响,关节液不断流向软骨下层,在不断增加的压力以及局部促炎性细胞因子的作用下,导致部分骨质被吸收,形成囊性空腔,周围骨质逐渐硬化。

三、临床表现

(一)病史

典型的距骨骨软骨损伤通常具有以下症状。①疼痛:内翻损伤后持续或慢性踝关节疼痛和扭伤。如果由于关节面直接接触导致侧副韧带未断裂,一般不会疼痛。②关节僵硬、肿胀和活动受限。③部分患者踝关节局部出现瘀斑。④踝关节活动时常出现卡压、咔嗒声、锁定或脱位等表现。

(二)体格检查

体格检查对于距骨骨软骨损伤的临床诊断非常重要。踝关节背伸时,若距骨后方有压痛,则提示后内侧软骨损伤;踝关节跖屈时,若距骨前外侧有压痛,则提示前外侧软骨损伤;若合并踝关节不稳定,前抽屉试验及距骨倾斜试验可能阳性;合并踝关节撞击综合征时,患者关节活动可能受限。

四、辅助检查

(一)X线检查

踝关节 X 线片常可观察到距骨的内上角或外上角的低密度改变,但对于轻微或软骨下骨无明显破坏的距骨骨软骨损伤,其检出率较低,容易漏诊。

（二）CT 检查

相对于 X 线检查，CT 检查更为清晰，能够进行三维成像，更加直观地显示软骨剥脱的具体情况。若仅为软骨的病损，CT 检查也可能漏诊。

（三）MRI 检查

MRI 检查在软骨检测方面优势显著，能够精准发现常规 X 线及 CT 检查难以捕捉的软骨和软骨下骨的隐匿损伤，并诊断韧带等合并伤，是距骨骨软骨损伤诊断的核心检查（图 7 - 21）。1999 年 Hepple 等根据 MRI 检查结果对距骨骨软骨损伤进行分期，在临床上应用广泛。Ⅰ期：关节软骨损伤；ⅡA 期：关节软骨损伤，伴有软骨下骨折和周围骨髓水肿；ⅡB 期：关节软骨损伤，伴有软骨下骨折，无周围骨髓水肿；Ⅲ期：骨软骨块分离，但无移位；Ⅳ期：骨软骨块分离，有移位；Ⅴ期：关节软骨下囊肿形成。可以根据 MRI 分期选择相应的治疗方法。

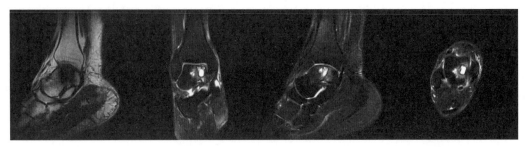

矢状位 T_2WI　　　　冠状位 T_1WI　　　　矢状位 T_1WI　　　　横断位 T_1WI

图 7 - 21　距骨骨软骨损伤的 MRI 表现

五、治疗

（一）保守治疗

距骨骨软骨损伤的保守治疗包括休息、制动、应用非甾体消炎药以及冲击波等治疗。

（二）手术治疗

由于距骨关节软骨是透明软骨，其内无神经、血管和淋巴系统，缺乏修复能力，因此仅有少部分患者经保守治疗可以缓解症状，绝大部分患者仍须手术治疗。一般对于有症状的距骨骨软骨损伤，建议直接手术干预。

1. 手术方式　目前临床最常用的是微骨折术式。术中，首先在关节镜下完全切除病变组织，清除损伤表面的碎屑和失活组织，直至露出正常的软骨下骨组织。然后，采用钻孔或微骨折技术穿透软骨下骨，使软骨下骨内的血管破裂并释放出生长因子，在软骨缺损处形成纤维蛋白凝块。此举能刺激骨髓释放多功能造血干细胞，促进其分化形成纤维软骨组织填补软骨缺损，使纤维软骨代替透明软骨并修复软骨缺损。这种方法主要适用于缺损面积<1.5 cm² 或直径<1.5 cm 的患者。若缺损面积大,可考虑骨软骨块移植等术式。

2. 手术要点

(1)术前准备:患者全身麻醉,取平卧位。在患者大腿根部以上使用止血带,并进行牵引操作。

(2)入路选择:采用标准踝关节镜入路。首先,建立前内侧入路,位置定于胫骨前肌腱与内踝之间、胫骨前肌腱内侧、关节间隙水平(或稍下 0.5~1.0 cm),此入路相对简单且误差小。随后,建立前外侧通道时,须注意保护腓前神经。

(3)处理软骨损伤:采用刨削器、刮匙和软组织冲头处理软骨和骨损伤,直至稳定。可用直或成角度的骨凿及 1.1 mm 或 1.6 mm 克氏针进行软骨下的微骨折操作,确保微骨折深度在 2~4 mm,观察到脂肪滴以确保深度足够。随后松开止血带,并使用关节镜观察出血情况。

(4)处理骨囊肿:清除囊肿内坏死软组织,利用微骨折工具或刨削器破坏囊肿表面的硬化骨。对于深度<6 mm 的关节囊,使用清创、微骨折术式无须植骨。若为较大骨囊肿或镜下操作不便的囊肿,可考虑内踝截骨手术进行开放式处理。

第五节　踝关节游离体

踝关节是人体行走与运动时承受重要负荷的关节之一,由胫骨、腓骨下段和距骨滑车组成。踝关节游离体是指关节腔内的碎骨、软骨、纤维骨块或其他异物,有时可能与软组织束带相连。由于游离体在关节腔内不牢固,常四处移动,故又被形象地称为"关节鼠"。

一、流行病学特征

关节游离体是一种较常见的病症,尤其在运动和体育活动中较为频发。研究表明,其发病率在所有的骨关节病症中居中等水平,为 1%~3%,而在踝部损伤患者中的发病率高达 20%。踝关节游离体在年轻人或运动员中更加常见,可能与他们更容易遭受外伤有关。此外,不同的职业和运动项目对发病率也有影响,如足球和篮球运动员可能更易发生此类伤病。

二、病因和发病机制

导致踝关节游离体的主要原因有剥脱性骨软骨炎、骨关节炎、滑膜软骨瘤病、痛风性结晶石、创伤性游离体及关节内手术导致的骨及软骨残留等。剥脱性骨软骨炎是由于关节内软骨和骨骺缺血性坏死导致的,软骨下的骨坏死会自然脱落形成游离体,常发生在关节凸面,骨面缺损部位充填纤维组织导致关节表面不平,可能引发骨关节炎。关节内骨折、关节面骨折、滑膜骨软骨瘤病和痛风性结晶石也是形成踝关节游离体的常见原因。滑膜软骨瘤病是滑膜组织的罕见病变,滑膜绒毛过度增生并发生软骨化,最终脱落成为游离体,并在后期可能出现钙化。痛风性结晶石则是尿酸盐结晶在关节组织中沉积形成的。

三、临床表现

临床表现为踝关节疼痛、肿胀及不能久行等。当较小的游离体被夹挤在关节面之间,会突发关节交锁现象,伴有剧烈疼痛,且交锁体位常不固定。骨膜受到机械刺激导致关节肿胀、积液及腿部软弱无力。当游离体游走至表浅部位时,可触及可移动的包块。此外,在交锁解锁时,患者可以听到或感到响声和错动感,有时还可能因此跌倒。

四、辅助检查

(一) X 线检查

X 线检查在踝关节游离体的诊断和治疗中至关重要。踝关节正侧位及踝穴位 X 片可为确定游离体的位置、数量及指导手术治疗提供重要参考(图 7 - 22)。

(二) CT 检查

CT 检查利用 X 射线束对特定层面进行扫描,并可通过三维重建技术,直观显示细节(图 7 - 23)。

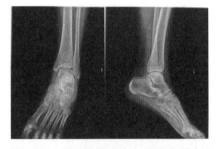

图 7 - 22　踝关节游离体 X 线影像学表现

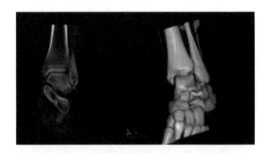

图 7 - 23　踝关节游离体 CT 影像学表现

(三) MRI 检查

MRI 检查在骨、关节与软组织病变的诊断方面优势显著,其成像参数多于 CT,软组织分辨率高,对软组织的对比度明显优于 CT。MRI 多向平面成像功能及高分辨表面线圈的应用可显著提高各关节部位的成像质量,显示其他影像检查所不能分辨的细微结果(图 7 - 24)。

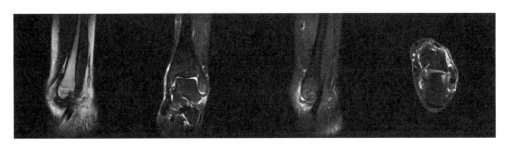

图 7 - 24　踝关节游离体 MRI 表现

五、诊断和鉴别诊断

诊断一般根据症状、体征及影像学表现,须与关节软骨损伤等鉴别。

六、治疗

(一) 保守治疗

针对痛风性结晶等明确诱因,应积极治疗基础疾病。对于踝关节游离体引起的疼痛,首先要注意休息和保暖,避免剧烈活动,尽量减少负重,避免长时间站立行走。疼痛明显时,可口服消炎镇痛药物和活血化瘀消肿止痛药物治疗。若关节肿胀显著,可考虑关节穿刺,抽出积液并注射玻璃酸钠液以缓解症状。

(二) 手术治疗

若保守治疗无法缓解症状或发生关节绞锁,则须行手术治疗。由于踝关节腔小且游离体位置不定,关节镜手术是治疗踝关节游离体的优选方式之一,具有创伤小、康复快、费用低等优点。

在关节镜手术中,通常采用踝关节前内外侧标准入路,穿刺针进行定位,通过 0.5 cm 左右的切口将关节镜置入。医生会按顺序探查踝关节腔的多个部位,如距骨顶、体、矢状窝、胫骨顶及前唇、外侧沟、距骨颈及前沟、内侧沟、后关节囊及后侧腔室等。由于踝关节前侧腔室比较表浅且空间较大,因此较易观察。相比之下,胫距关节比较狭窄,关节镜较难进入,通常需要牵引踝关节才能看清楚。发现游离体后,主要通过以下几种方式进行摘除。①冲洗吸引法:适用于较小的游离体,特别是滑膜软骨瘤病和痛风性结晶石关节游离体,通过关节腔内水压力冲洗出游离体。冲洗时要注意活动踝关节,使隐藏在后方的游离体活动到关节腔相对开阔的部位,这样利于冲洗,也能更快地将大量小的游离体取出。②直接钳夹取出法:适用于相对较大的游离体,可通过皮肤切口摘除。③切碎取出法:主要适用于特大的游离体,不能钳夹取出,须先切碎后取出。④特殊部位游离体:后踝部位的游离体不易通过关节镜观察到,须借助 X 线明确后,增加后侧入路进行取出。

七、康复

为减轻肿胀,术后应抬高患肢,并辅以消肿活血药物。早期,患者可在床上进行踝泵运动,以促进局部血液循环,预防血栓形成。术后早期局部可予冷敷,2~3 天后改为红光治疗。术后逐步恢复负重。

八、小结

由于踝关节面狭窄,关节镜操作空间有限,不易进行。通过牵拉踝关节及过度跖屈踝关节,可以扩大踝关节腔空间,利于操作。但应避免过度用力,以免损伤关节面及周围韧带。

第六节 跟 痛 症

跟痛症(heel pain)是多种慢性疾患引发的足跟跖面疼痛,典型表现为足底内侧跖腱膜止点至跟骨内侧结节的压痛,步行或站立时疼痛加重,严重影响患者的生活质量和行走功能。

足底筋膜炎是跟痛症的原因之一,是由足底的肌腱或者筋膜发生无菌性炎症所致。其主要症状是脚跟疼痛和不适,压痛点常在足底近足跟处,有时压痛较剧烈且持续存在。晨起时疼痛感尤为明显,行走过度时疼痛会加剧,病情严重的患者甚至站立休息时也会感到疼痛。

一、流行病学特征

跟痛症是运动系统常见的临床疾病,发病率高达 10%,肥胖者较多见,多发生于40~70 岁的中老年人,男性患者多于女性,男女比例约为 2∶1。

二、病因

对于跟痛症病因和发病机制的研究由来已久。早在 19 世纪初期,Wood 首先提出跖腱膜炎可能是跟痛症的重要病因。也有观点认为,淋病、梅毒、链球菌感染等可能与之有关。近年来相继出现了很多学说,如跟骨高压、小神经卡压、脂肪垫老化学说等,但是都未能完全阐明其发病机制。

足底筋膜炎通常是由于长期超负荷压力导致足底筋膜受损,是引起疼痛的主要原因。长时间行走引起的慢性损伤尤为常见。此外,结构异常(如扁平足、高弓足、足跟肌腱过短等)会使足底筋膜承受异常拉力,进而引发疼痛。

据统计,足部疾病患者中约有 15%患有跟痛症,其中 70%由跟骨骨刺和(或)跖腱膜炎引起,而80%的跟痛症与跖腱膜炎有关。因此,跖腱膜炎和跟骨骨刺被视为跟痛症的主要病理因素和生物力学因素。临床研究显示,切除跟骨骨刺、松解跖腱膜能有效缓解跟痛症,进一步证实这两者在发病机制中的重要作用。

三、临床表现

跟痛症病程缓慢,主要表现为足跟跖面疼痛,步行或站立时疼痛加重,足跟骨跖面内侧结节处有局限性压痛。疼痛轻者走路或久站后逐渐感到疼痛,重者足跟肿胀,甚至无法站立或行走,疼痛还可能延伸至小腿后侧。

足底筋膜炎的典型症状表现为足跟疼痛和不适。疼痛在晨起下床时最为明显,这主要是因为经过一夜休息,足底筋膜不再负重,处于缩短状态,早晨下床踩地时会对足底筋膜产生较大且较快的牵拉,导致疼痛。然而,在行走一段时间后,足底筋膜逐渐松弛,症状反而会有所缓解。但若过度行走会增加足底筋膜被牵拉次数,使症状再次出现。压痛点通常位于足底近足跟处,有时压痛较剧烈且持续。疼痛特点为搏动性、灼热及刺痛性。

四、辅助检查

典型的X线影像学表现为跟骨骨质增生(图7-25)。MRI检查则显示跖腱膜止点增厚和信号增高、足底腱膜增厚(图7-26)。

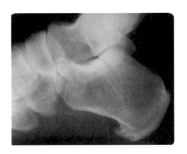

图7-25 跟骨骨质增生X线影像学表现

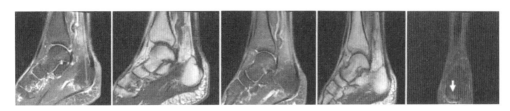

图7-26 足底筋膜炎的MRI表现

五、鉴别诊断

跟痛症须与其他能引起后跟痛的疾病相鉴别,如跟腱止点炎和跟腱周围炎等。跟腱病的疼痛部位位于跟骨后结节,MRI 检查有助于确诊。若双侧足跟呈对称性发病,须排除类风湿性关节炎和脊柱关节病等系统性疾病。各种原因引起的下肢力线异常都会导致足跟部负重部位的改变,如创伤所致踝关节内、外翻畸形,长期慢性足跟部负重异常会导致步态改变、继发性平足以及足跟部疼痛等症状。

六、治疗

(一) 保守治疗

超过 80% 的跟痛症可通过保守治疗缓解。常见方法包括休息、使用垫足跟垫、服用非甾体消炎药物、跖腱膜牵伸、穿矫形鞋、局部注射类固醇激素、体外冲击波及超声波治疗等。足弓支撑鞋垫能均匀分散足底压力,可在下肢负重时有效降低足底筋膜所受的拉力,进而减少反复牵拉对足底筋膜的伤害。大量的临床研究结果显示,经过 6 个月的严格保守治疗,80% 的患者症状不再复发。

联用多种保守治疗方法,可发挥协同作用,有效治疗跟痛症。物理治疗如超短波、电疗等可减轻足跟疼痛。久站或运动后足跟疼痛,可在足跟部冰敷 10～15 min。若症状无明显改善,可考虑口服非甾体消炎镇痛药物或局部封闭治疗。

(二) 手术治疗

跟痛症的病因复杂且具体发病机制不明确,治疗方法多样但效果不一,复发率较高,严重者可能发展为顽固性跟痛症。经 6 个月严格保守治疗无效或复发的患者,可考虑手术治疗。

1. 传统手术　包括小针刀松解跖腱膜、开放手术切除跟骨骨刺以及跖腱膜松解等。小针刀无法切除跟骨骨刺,定位困难,容易造成跖腱膜的撕裂,长期疗效不确切,复发率高;开放手术创伤大,术中难以辨别跖腱膜周围的炎性病变,并发症较多,术后瘢痕形成、恢复慢,易造成顽固性疼痛。

2. 关节镜下手术　随着关节镜技术的发展,内镜下跟骨骨刺切除和跖腱膜清理术已逐渐应用于临床。与传统手术相比,关节镜下手术创伤小,可同时完成跟骨骨刺切除、跖腱膜松解、止点清理,具有住院周期短、并发症少、恢复快的优点。采用跟骨内侧双入路,第一个入路位于内踝后缘与脂肪垫交界处,第二入路位于第一个入路前方 2.5 cm。与内外侧共轴双入路相比,该入路操作方便、安全有效。术中须松解跖腱膜的内侧束和中间束、保留外侧束,彻底切除骨刺,清理跖腱膜止点。

对于足底筋膜炎,足底腱膜部分切除术可有效缓解疼痛。若足弓出现病变或无法承受正常行动的力量,亦可行矫正手术。

主要参考文献

1. Adams C R, Schoolfield J D, Burkhart S S. The results of arthroscopic subscapularis tendon repairs [J]. Arthroscopy, 2008,24(12):1381 – 1389.

2. AlThani S, Meshram P. Cement augmentation of suture anchor during arthroscopic rotator cuff repair in case of proximal humeral bone deficiency due to osteoporosis [J]. Arthrosc Tech, 2023,12(6):e897 – e902.

3. Angst F, Schwyzer H K, Aeschlimann A, et al. Measures of adult shoulder function: Disabilities of the Arm, Shoulder, and Hand Questionnaire (DASH) and its short version (QuickDASH), Shoulder Pain and Disability Index (SPADI), American Shoulder and Elbow Surgeons (ASES) Society standardized shoulder assessment form, Constant (Murley) Score (CS), Simple Shoulder Test (SST), Oxford Shoulder Score (OSS), Shoulder Disability Questionnaire (SDQ), and Western Ontario Shoulder Instability Index (WOSI) [J]. Arthritis Care Res (Hoboken), 2011,63 (Suppl 11):S174 – S188.

4. Blonna D, Wolf J M, Fitzsimmons J S, et al. Prevention of nerve injury during arthroscopic capsulectomy of the elbow utilizing a safety-driven strategy [J]. J Bone Joint Surg Am, 2013, 95(15):1373 – 1381.

5. Brelin A M, Rue J P. Return to play following meniscus surgery [J]. Clin Sports Med, 2016, 35(4):669 – 678.

6. Chow R M, Kuzma S A, Krych A J, et al. 2014. Arthroscopic femoral neck osteoplasty in the treatment of femoroacetabular impingement [J]. Arthrosc Tech, 2014,3(1):e21 – e25.

7. Chow R M, Owens C J, Krych A J, et al. Arthroscopic labral repair in the treatment of femoroacetabular impingement. Arthrosc Tech., 2013,2(4):e333 – e336.

8. Denard P J, Burkhart S S. Techniques for managing poor quality tissue and bone during arthroscopic rotator cuff repair [J]. Arthroscopy, 2011,27(10):1409 – 1421.

9. Denard P J, Jiwani A Z, Lädermann A, et al. Long-term outcome of a consecutive series of subscapularis tendon tears repaired arthroscopically [J]. Arthroscopy, 2012,28(11):1587 – 1591.

10. Dias J M, Mazuquin B F, Mostagi F Q, et al. The effectiveness of postoperative physical therapy treatment in patients who have undergone arthroscopic partial meniscectomy: systematic review with meta-analysis [J]. J Orthop Sports Phys Ther, 2013,43(8):560 – 576.

11. Dowrick A S, Gabbe B J, Williamson O D, et al. A comparison of self-reported and independently observed disability in an orthopedic trauma population [J]. J Trauma, 2006, 61 (6):1447 – 1452.

12. Edson C J, Fanelli G C, Beck J D. Postoperative rehabilitation of the posterior cruciate ligament [J]. Sports Med Arthrosc Rev, 2010, 18(4):275 – 279.

13. Fanelli G C. Posterior cruciate ligament rehabilitation: how slow should we go [J]. Arthroscopy, 2008, 24(2):234 – 235.

14. Fealy S, Kingham T P, Altchek D W. Mini-open rotator cuff repair using a two-row fixation technique: outcomes analysis in patients with small, moderate, and large rotator cuff tears [J]. Arthroscopy, 2002, 18(6):665 – 670.

15. Fitzgerald G K, Axe M J, Snyder-Mackler L. Proposed practice guidelines for nonoperative anterior cruciate ligament rehabilitation of physically active individuals [J]. J Orthop Sports Phys Ther, 2000, 30(4):194 – 203.

16. Grooms D, Appelbaum G, Onate J. Neuroplasticity following anterior cruciate ligament injury: a framework for visual-motor training approaches in rehabilitation [J]. J Orthop Sports Phys Ther, 2015, 45(5):381 – 393.

17. Henn R F 3rd, Tashjian R Z, Kang L, et al. Patients with workers' compensation claims have worse outcomes after rotator cuff repair [J]. J Bone Joint Surg Am, 2008, 90(10):2105 – 2113.

18. Kakavas G, Malliaropoulos N, Bikos G, et al. 2021. Periodization in anterior cruciate ligament rehabilitation: a novel framework [J]. Med Princ Pract, 2021, 30(2):101 – 108.

19. Keener J D, Galatz L M, Stobbs-Cucchi G, et al. Rehabilitation following arthroscopic rotator cuff repair: a prospective randomized trial of immobilization compared with early motion [J]. J Bone Joint Surg Am, 2014, 96(1):11 – 19.

20. Kocher M S, Horan M P, Briggs K K, et al. Reliability, validity, and responsiveness of the American Shoulder and Elbow Surgeons subjective shoulder scale in patients with shoulder instability, rotator cuff disease, and glenohumeral arthritis [J]. J Bone Joint Surg Am, 2005, 87(9):2006 – 2011.

21. Kocher M S, Steadman J R, Briggs K K, et al. Relationships between objective assessment of ligament stability and subjective assessment of symptoms and function after anterior cruciate ligament reconstruction [J]. Am J Sports Med, 2004, 32(3):629 – 634.

22. Kohen R B, Sekiya J K. Single-bundle versus double-bundle posterior cruciate ligament reconstruction [J]. Arthroscopy, 2009, 25(12):1470 – 1477.

23. Kohn L, Rembeck E, Rauch A. Anterior cruciate ligament injury in adults : Diagnostics and treatment [J]. Orthopade, 2020, 49(11):1013 – 1028.

24. Koo S S, Burkhart S S. Rehabilitation following arthroscopic rotator cuff repair [J]. Clin Sports Med, 2010, 29(2):203 – 211.

25. Kruse L M, Gray B, Wright R W, et al. Rehabilitation after anterior cruciate ligament reconstruction: a systematic review [J]. J Bone Joint Surg Am, 2012, 94(19), 1737 – 1748.

26. LaPrade C M, Civitarese D M, Rasmussen M T, et al. Emerging updates on the posterior cruciate ligament: a review of the current literature [J]. Am J Sports Med, 2015, 43(12):3077 – 3092.

27. Lädermann A, Denard P J, Burkhart S S. Revision arthroscopic rotator cuff repair: systematic review and authors' preferred surgical technique [J]. Arthroscopy, 2012,28(8):1160 – 1169.

28. Lee D Y, Park Y J. Single-bundle versus double-bundle posterior cruciate ligament reconstruction: A meta-analysis of randomized controlled trials [J]. Knee Surg Relat Res, 2017,29(4):246 – 255.

29. Lin L, Zhang L, Cui G, et al. The prevalence, classification, radiological and arthroscopic findings of intratendinous subscapularis tears [J]. Knee Surg Sports Traumatol Arthrosc, 2023,31(5):1970 – 1977.

30. MacDermid J C, Solomon P, Prkachin K. The shoulder pain and disability index demonstrates factor, construct and longitudinal validity [J]. BMC Musculoskelet Disord, 2006,7:12.

31. Manske R C, Prohaska D, Lucas B. Recent advances following anterior cruciate ligament reconstruction: rehabilitation perspectives: Critical reviews in rehabilitation medicine [J]. Curr Rev Musculoskelet Med, 2012,5(1):59 – 71.

32. Michener L A, McClure P W, Sennett B J. American Shoulder and Elbow Surgeons Standardized Shoulder Assessment Form, patient self-report section: reliability, validity, and responsiveness [J]. J Shoulder Elbow Surg, 2002,11(6):587 – 594.

33. Montalvo A M, Schneider D K, Webster K E, et al. Anterior cruciate ligament injury risk in sport: A systematic review and meta-analysis of injury incidence by sex and sport classification [J]. J Athl Train, 2019,54(5),472 – 482.

34. Parsons B O, Gruson K I, Chen D D, et al. Does slower rehabilitation after arthroscopic rotator cuff repair lead to long-term stiffness [J]. J Shoulder Elbow Surg, 2010,19(7):1034 – 1039.

35. Pierce C M, O'Brien L, Griffin L W, et al. Posterior cruciate ligament tears: functional and postoperative rehabilitation [J]. Knee Surg Sports Traumatol Arthrosc, 2013, 21(5):1071 – 1084.

36. Sarmento M. Long head of biceps: from anatomy to treatment [J]. Acta Reumatol Port, 2015,40(1):26 – 33.

37. Sepúlveda F, Sánchez L, Amy E, et al. Anterior cruciate ligament injury: return to play, function and long-term considerations [J]. Curr Sports Med Rep, 2017,16(3):172 – 178.

38. Staples M P, Forbes A, Green S, et al. Shoulder-specific disability measures showed acceptable construct validity and responsiveness [J]. J Clin Epidemiol, 2010,63(2):163 – 170.

39. St-Pierre D M. Rehabilitation following arthroscopic meniscectomy [J]. Sports Med, 1995,20 (5):338 – 347.

40. Tachibana Y, Yamazaki Y, Ninomiya S. Discoid medial meniscus [J]. Arthroscopy, 2003,19 (7):E12 – E18.

41. Tashjian R Z, Deloach J, Green A, et al. Minimal clinically important differences in ASES and simple shoulder test scores after nonoperative treatment of rotator cuff disease [J]. J Bone Joint Surg Am, 2010,92(2):296 – 303.

42. Thigpen C A, Shaffer M A, Gaunt B W, et al. The American Society of Shoulder and Elbow Therapists' consensus statement on rehabilitation following arthroscopic rotator cuff repair [J]. J Shoulder Elbow Surg, 2016,25(4):521 – 535.

43. Thorlund J B, Juhl C B, Roos E M, et al. Arthroscopic surgery for degenerative knee: systematic review and meta-analysis of benefits and harms [J]. Br J Sports Med, 2015, 49

(19):1229 - 1235.

44. van der Meijden O A, Westgard P, Chandler Z, et al. Rehabilitation after arthroscopic rotator cuff repair: current concepts review and evidence-based guidelines[J]. Int J Sports Phys Ther, 2012,7(2):197 - 218.

45. van Grinsven S, van Cingel R E, Holla C J, et al. Evidence-based rehabilitation following anterior cruciate ligament reconstruction [J]. Knee Surg Sports Traumatol Arthrosc, 2010,18 (8):1128 - 1144.

46. Wellsandt E, Failla M J, Snyder-Mackler L. Limb symmetry indexes can overestimate knee function after anterior cruciate ligament injury [J]. J Orthop Sports Phys Ther, 2017,47(5): 334 - 338.

47. Wheatley W B, Krome J, Martin D F. Rehabilitation programmes following arthroscopic meniscectomy in athletes [J]. Sports Med, 1996,21(6):447 - 456.

48. Winkler P W, Zsidai B, Wagala N N, et al. Evolving evidence in the treatment of primary and recurrent posterior cruciate ligament injuries, part 2: surgical techniques, outcomes and rehabilitation [J]. Knee Surg Sports Traumatol Arthrosc, 2021,29(3):682 - 693.

49. Wright R W, Preston E, Fleming B C, et al. A systematic review of anterior cruciate ligament reconstruction rehabilitation: part I: continuous passive motion, early weight bearing, postoperative bracing, and home-based rehabilitation [J]. J Knee Surg, 2008, 21 (3):217 - 224.

50. Yoon T H, Kim S J, Choi Y R, et al. Arthroscopic revision rotator cuff repair: the role of previously neglected subscapularis tears [J]. Am J Sports Med, 2021,49(14):3952 - 3958.

51. Łyp M, Stanisławska I, Witek B, et al. The timing of rehabilitation commencement after reconstruction of the anterior cruciate ligament [J]. Adv Exp Med Biol, 2018,1096:53 - 57.

52. Zhao J. Single-bundle anatomical posterior cruciate ligament reconstruction with remnant preservation [J]. Arthrosc Tech, 2021,10(10):e2303 - e2310.

53. Zumstein M A, Pinedo M, Old J, et al. Problems, complications, reoperations, and revisions in reverse total shoulder arthroplasty: a systematic review [J]. J Shoulder Elbow Surg, 2011, 20(1):146 - 157.

中英文对照索引

半月板（meniscus）　084

半月板回旋挤压试验（McMurray's test）　088

半月板损伤（injury of the meniscus）　085

磁共振成像（magnetic resonance imaging，MRI）　018

蒂内尔征（Tinel sign）　051

冻结肩（frozen shoulder）　026

非甾体消炎药（non-steroid antiinflammatory drug，NSAID）　020

富血小板血浆（platelet rich plasma，PRP）　042

钙化性肌腱炎（calcified depository myotenositis）　035

跟痛症（heel pain）　138

肱二头肌长头肌腱（long head of the biceps tendon，LHBT）　020

肱骨外上髁炎（external humeral epicondylitis）　040

股骨髋臼撞击（femoral acetabular impingement，FAI）　062

关节镜（arthroscopy）　002

关节镜松解术（arthroscopic release）　028

关节镜下等效穿骨缝合桥修复肩袖技术（arthroscopic transosseous equivalent suture bridge double row rotator cuff repair）　021

关节腔内皮质类固醇注射（intra-articular corticosteroid injection，IACI）　028

关节游离体（loose body）　103

腘窝囊肿（Baker cyst，popliteal cyst）　105

后交叉韧带（posterior cruciate ligament）　079

踝关节撞击综合征（ankle impingement syndrome）　116

肩峰下撞击综合征（subacromial impingement syndrome）　034

肩胛下肌（subscapularis，SSc）　028

肩袖（rotator cuff）　016

肩袖损伤（rotator cuff injury）　016

肩周炎（periarthritis hume-roscapularis）　026

距骨骨软骨损伤（osteochondral lesions of the talus）　132

髋关节盂唇损伤（labral tear of the hip joint）　066

麻醉下手法松解术（manipulation under anesthesia，MUA）　028

美国肩肘外科协会（American Shoulder and Elbow Surgeon's Form，ASES）　021

拇示指捏夹试验（Froment test）　045

内侧副韧带（medial collateral ligament）　072

髂胫束（iliotibial tract）　068

髂前上棘（anterior superior iliac spine）　058

前踝撞击综合征（anterior ankle impingement syndrome）　117

前交叉韧带（anterior cruciate ligament）　075

三角纤维软骨复合体（triangular fibro-cartilage complex，TFCC）　050

色素沉着绒毛结节性滑膜炎（pigmented villonodular synovitis，PVNS）　100

上盂唇前后部（superior labrum anterior and posterior，SLAP）　012

上盂肱韧带（superior glenohumeral ligament，SGHL）　028

臀肌挛缩（gluteus contracture）　068

瓦滕贝格征（Wartenberg sign）　045

外侧副韧带（lateral collateral ligament）　074

腕管综合征（carpal tunnel syndrome，CTS）　051

腕掌屈试验（Phalen test）　051

膝关节滑膜炎（knee synovitis）　098

下盂肱韧带（inferior glenohumeral ligament，IGHL）　029

小鱼际锤击综合征（hypothenar hammer syndrome）　045

运动医学（sports medicine）　001

中盂肱韧带（middle glenohumeral ligament，MGHL）　028

肘管综合征（cubital tunnel syndrome）　044

转化生长因子（transforminggrowthfactor，TGF）　007